纳秒脉冲技术的医学应用

名誉主编　郑树森

主　编　陈新华　周　琳　余祖江

河南科学技术出版社

·郑州·

图书在版编目(CIP)数据

纳秒脉冲技术的医学应用 / 陈新华，周琳，余祖江主编. —郑州：河南科学技术出版社，2018.10

ISBN 978-7-5349-9352-7

Ⅰ.①纳… Ⅱ.①陈… ②周… ③余… Ⅲ.①脉冲技术-应用-医学 Ⅳ.①R312

中国版本图书馆CIP数据核字（2018）第223389号

出版发行：河南科学技术出版社
地址：郑州市经五路66号　邮编：450002
电话：（0371）65788613　65788140
网址：www.hnstp.cn

策划编辑：李喜婷　范广红
责任编辑：李喜婷　卢正阳　郭亚婷
责任校对：张娇娇
封面设计：张　伟
责任印制：张艳芳
印　　刷：河南瑞之光印刷股份有限公司
经　　销：全国新华书店
开　　本：787 mm×1 092 mm　1/16　印张：11　字数：256千字
版　　次：2018年10月第1版　2018年10月第1次印刷
定　　价：60.00元

编委名单

名誉主编 郑树森

主　　编 陈新华　周　琳　余祖江

副 主 编 任志刚　谢海洋　孙军辉　吕维敏

编　　者 （按姓氏笔画排序）

叶　科（浙江大学医学院附属第一医院）

包家立（浙江大学医学院）

吕维敏（浙江省医疗仪器审评中心）

朱统寅（浙江大学医学院附属第一医院）

任志刚（郑州大学第一附属医院）

孙军辉（浙江大学医学院附属第一医院）

巫彤宁（中国信息通信研究院）

李从胜（中国信息通信研究院）

吴　斌（杭州睿笛生物科技有限公司）

吴李鸣（浙江大学医学院附属第一医院）

余祖江（郑州大学第一附属医院）

张　武［树兰（杭州）医院］

张　薏（杭州师范大学钱江学院）

陈　艺（浙江大学医学院附属第一医院）

陈永刚（杭州睿笛生物科技有限公司）

陈光弟（浙江省生物电磁学重点实验室）

陈春友（浙江省温岭市第一人民医院）

陈新华（浙江大学医学院附属第一医院）

陈新梅（山东中医药大学药学院）
陈璐艳（浙江大学医学院附属第一医院）
苗旭东（浙江大学医学院附属第二医院）
林　晨（杭州睿笛生物科技有限公司）
林丙义（浙江大学医学院附属第一医院）
周　琳（浙江大学医学院附属第一医院）
郑树森（浙江大学医学院附属第一医院）
崔光莹（郑州大学第一附属医院）
彭国平（浙江大学医学院附属第一医院）
董晓刚（新疆医科大学附属肿瘤医院）
傅佩芬（浙江大学医学院附属第一医院）
童　鹰（浙江大学医学院附属第一医院）
谢海洋（浙江大学医学院附属第一医院）
鲍　彰（浙江大学医学院附属第一医院）

序言一

俯首铺就健康路，助力实现中国梦

纳秒脉冲技术这门高功率国防军工技术目前有诸多医学应用，形成了一个崭新的前沿交叉学科。为了更好地对脉冲功率技术进行阐释，引领工程技术前沿进展，更好地造福人类，这本著作以医工信结合的形式，展现了国内外先行者在这一领域的探索成果。

本书的编写团队均来自临床和科研一线，结合各自在国内外的研究经历，历时三年编写完成。编者将脉冲功率技术的医学应用以平实的语言、具体的研究实例，从基础到临床，从概念到应用，逐层分解，娓娓道来。本书内容丰富，逻辑清楚，条理分明，理论实践一体化，突出转化医学特点，可以作为临床医生及研究人员，医疗器械研发及使用单位相关人员的培训教材或参考用书。

本书意在抛砖引玉，鼓励富有探知精神的医生、工程师、研究人员投入这一领域，为我国精准微创医学的进步贡献力量。

中国工程院院士 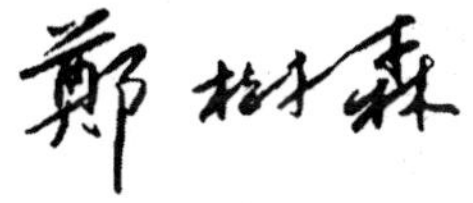

2017年12月

序言二

A New Chapter in Nanosecond Technology

Biologists,physicists and engineers work together to develop diagnostic techniques and bioelectric applications for medical therapies. The ODU laboratory is recognized as the world leader in the area of bioelectric research. The center has demonstrated that high power but low energy electric pulses applied to biological cells can modify cellular functions.

Utilizing specific electric pulses allow for the efficient delivery of molecules such as chemotherapy drugs or DNA to biological cells both in vitro and in vivo. Another set of pulsing conditions can induce apoptosis or cell death. Examples of medical breakthroughs from this research include killing cancer cells and eliminating tumors, enhanced drug or gene delivery, and accelerated wound healing. Plasma （ionized gas）, either by itself or in combination with nanosecond electric pulses, disinfects exposed areas of wounds. The use of antennas utilizing picosecond pulsed electric fields can reach internal organs. The technology have been applied in the following fields:

1.Tumor ablation with nanosecond pulsed electric fields with the successful elimination of melanoma and liver cancer in lab mice.

2.Wound healing with activated platelet gel and gene therapy.

3.Cardiovascular induction of angiogenesis in damaged heart tissue.

4.Neurological pain control for people with amputated limbs.

5.Evaluation of cell and protein functions with pulsed electric fields.

6.Imaging of malignancies with pulsed electric fields.

7.Decontamination to destroy bacteria in wounds, food, air and water.

8.NO_x remediation of locomotive, truck and vehicle emissions.

In the area of cancer therapy the center has eliminated cancer tumors utilizing pulsed electric fields. This approach has been tested in both skin and liver pre-clinical cancer models. Complete regression of treated lesions can be obtained. Longer pulses such as micro or millisecond pulse electric fields can be utilized to deliver plasmid DNA to solid tumors. This approach has been utilized to deliver genes encoding cytokines to stimulate an anti-tumor immune response. Clinical evidence suggests there it is a therapy of medical significance.

Frank Reidy

Director of Frank Reidy Research Center for Bioelectrics

译文：

薪火相传，继往开来，共写纳秒技术新篇章

生物学家、物理学家和工程师共同合作开发用于医疗疗法的诊断技术和生物电应用。美国欧道明大学的弗兰克·雷迪生物电研究中心是公认的生物电研究领域的世界领先者。最近二十多年的研究已经证明，将高功率的电脉冲应用于生物细胞可以改变细胞功能。

利用特定的微秒电脉冲，可以使化学药物或DNA等分子在体外和体内有效地传递到生物细胞；使用更短的纳秒脉冲则可诱导凋亡或细胞死亡。在医学上的突破性应用包括杀死癌细胞和消除肿瘤，增强药物或基因传递，加速伤口愈合，消毒暴露的伤口区域。使用皮秒脉冲电场的天线可以到达内部器官。目前电脉冲技术已应用于以下领域。

1. 肿瘤消融。
2. 激活血小板凝胶和基因治疗的伤口愈合。
3. 心血管诱导受损心脏组织中的血管生成。
4. 截肢患者的神经痛控制。
5. 用脉冲电场评估细胞和蛋白质功能。
6. 用脉冲电场为恶性肿瘤成像。
7. 去污染，消灭伤口、食物、空气和水中的细菌。
8. 修复污染气体中的氮氧化物。

在癌症治疗领域，纳秒脉冲电场可以消融局部实体肿瘤。这种方法已经在皮肤和肝脏临床前癌症模型中进行了测试。可以利用更长的脉冲（例如微秒或毫秒脉冲电场）将质粒DNA递送到实体瘤。该方法已被用于递送编码细胞因子的基因以刺激抗肿瘤免疫应答。临床证据表明，电脉冲是一种具有医学应用前景的新型技术。

弗兰克·雷迪

弗兰克·雷迪生物电研究中心主任

前　言

纳秒脉冲技术是一门新兴的前沿交叉技术科学，起源于英国原子武器研究中心的脉冲功率科学。现在脉冲功率技术成为一门学科在世界范围内迅速发展，现在已达到100 TW的功率水平，并且正向500～1000 TW方向进展。从1976年开始，每两年召开一次电气和电子工程师协会国际脉冲功率会议（institute of electrical and electronics engineers international pulsed power conference，IEEE IPPC），参加人员多达五六百人，每次会议都有论文集刊载世界上该领域的最新研究成果。但国内外迄今没有一部专门著作全面系统地论述该领域的进展，导致纳秒脉冲功率技术教育科普一直落后于研究，专业知识只掌握在少部分理论研究者手中，技术转型应用非常迅速而专科理论体系建设却步履缓慢，该领域的知识亟待进一步梳理细化。为此，本书编者结合国内外脉冲功率技术的最新发展概况，针对其在医药领域的转化和应用，立足我国科研实况，放眼世界最新进展，编写了本书，主导思想是全面系统论述纳秒脉冲的医学应用。

本书介绍了纳秒脉冲的物理原理、硬件基础、关键技术环节，以及在生物医药领域的应用现状。本书主要讲述材料、元件，对“生物电”进行了溯源和内涵定义，阐述了脉冲成形和能量时间压缩的技术原理，不同类型脉冲功率技术中所用的参数和放电特性，并介绍了脉冲电场技术对细胞、组织、动物实验和肿瘤治疗的原理和机制，详细地描述了其在生物、医学、药学三个方面的应用实例和产业化进程的发展前景及应用潜力。

本书编写过程历时三年。其写作特色是紧跟学科前沿，系统性强，作者队伍多为临床一线人员；编写过程中多学科协作，获得了国内外同行的专家学者的广泛支持。仪器操作由介入专科医生根据使用体验总结；临床应用均由来自全国多家大型三甲医院临床一线的专科医生根据亲自操作经历汇总；药学应用由我国中医药大学制药专业团队在产学研实践中凝练；电磁生物效应均由生物电磁专家根据几十年的研究经验提炼；仪器部分是由工程师团队撰写，既有产品制作的电子、机械工程师，又有医疗器械检验的专家学者；临床安全部分是由医院管理专家执笔，根据国际医院质量检验标准提出。因此，本书的编写团队具有多学科交叉融合、权威、亲历、时效的特点。

此书可供从事脉冲功率科学技术的研究人员和教学人员参考，也可作为高等院校相关专业本科生或硕士、博士研究生的教科书或参考书，对肿瘤和细胞生物学相关专业人员也具有较高的参考价值。

本书获得传染病防治国家科技重大专项（项目编号：2018ZX10301201）的支持及河南省科学技术厅科技著作出版项目资助（编号：2016014）的支持，特此致谢。

本书编委会

2017年12月于郑州

目 录

第一章　生物电研究的历史与现状

第一节　生物电研究的历史

世界上几乎没有一件事物的发生、变化，不伴随着电现象的产生。生物电现象是指生物机体在进行生理活动时所显示出的电现象。生物电现象普遍存在于自然界和生物体内。细胞是生物电的基本单位，细胞膜电位维持细胞基本功能，电荷不断变化控制细胞静息状态或者兴奋状态，细胞就像“微型发电机”。而生物包括人体是由细胞构成的，只有单个细胞都执行它们的功能，才能维持生物整体的生理功能。

一、生物电现象

自然界里的生物电随处可见。很多动物能够产生电流电压来获得猎物和击退天敌。例如有些海鸟的视网膜与脑细胞组织就是一套功能齐全的“生物电路”，视网膜是“生物电雷达”，脑细胞组织是“生物电脑”，所以海鸟能够进海捕鱼，快速出击，准确返回。水中生物电鳗则产生较高电压，电击对手或捕获小鱼。除了动物具有生物电以外，植物体内同样有电。例如含羞草和向日葵的活动，都是因为受到外界触摸或光刺激后，产生生物电流引起植物叶片的机械活动。蜜蜂在活动时，翅膀等部位由于和空气摩擦会带上电荷，这与人们日常生活中穿脱毛衣时摩擦起静电现象类似。蜜蜂体表有一蜡质层可起到绝缘层的作用，使这些累积的电荷不易消失，于是蜜蜂的身体上就形成了一个电场。蜜蜂可以通过感知彼此身体上电场的特征来进行交流。除了用人们熟知的“8字舞”交流之外，蜜蜂还可以利用电场传递信息，形成独特的“打电话”机制。

人体器官都会产生生物电现象，并且以电的形式——动作电位，通过相应的神经纤维把兴奋传导到大脑中枢，大脑中枢以动作电位的方式，把神经冲动信号通过相应的神经纤维传到效应器，从而产生器官或组织的功能活动。

科学家最早在1791年解剖青蛙时发现肌肉中的生物电现象。19世纪，科学家通过电位器检测出神经细胞膜受到刺激后会产生约0.1 V电压。现在科研人员可以利用膜片钳技术准确地测得细胞膜电位，了解细胞膜上的各种电通道，人们得以了解神经细胞和心肌细胞在外界刺激下能产生动作电位，具有传导兴奋的功能。生物电现象使人体生命活动得以正常进行。

二、生物电的定义和分类

生物体在生命活动过程中表现的电现象，称为生物电（bioelectricity）现象。

（一）膜电位

在可兴奋组织的细胞膜内外，存在着不同的带电离子，内负外正，内外电位差称为膜电位。细胞处于未受刺激时所具有的电势称为“静息电位”；细胞受到刺激时所产生的电势称为“动作电位”。细胞膜内外带电即“极化状态”。细胞对内外环境的刺激而做出反应即“兴奋性”。细胞水平的生物电现象主要有两种表现形式，一种是在安静时所具有的静息电位，另一种是受到刺激时产生的动作电位。

（二）静息电位

静息电位指细胞在安静时存在于细胞膜两侧的电位差。静息电位都表现为膜内相对于膜外为负，如规定膜外电位为0，则膜内电位大都在-100～-10 mV。

细胞在安静（未受刺激）时，膜两侧所保持的内负外正的状态称为膜的极化；静息电位的数值向膜内负值增大的方向变化，称为超极化，相反，静息电位的数值向膜内负值减小的方向变化，称为去极化或除极化；细胞受刺激后，细胞膜先发生去极化，然后再向正常安静时膜内所处的负值恢复，称为复极化。

（三）动作电位

动作电位指细胞受到刺激而兴奋时，细胞膜在原来静息电位的基础上发生的一次迅速而短暂的、可向周围扩布的电位波动。在神经纤维上，它一般在0.5～2.0 ms的时间内完成，这使它在描记的图形上表现为一次短暂而尖锐的脉冲样变化，称为锋电位。

动作电位的产生过程：神经纤维和肌细胞在安静状态时，其膜的静息电位为-90～-70 mV。当它们受到一次阈刺激（或阈上刺激）时，膜内原来存在的负电位将迅速消失，并进而变成正电位，即膜内电位由原来的-90～-70 mV变为20～40 mV的水平，由原来的内负外正变为内正外负。这样整个膜内外电位变化的幅度为90～130 mV，构成了动作电位的上升支。上升支中零位线以上的部分，称为超射。但是，由刺激引起的这种膜内外电位的倒转只是暂时的，很快就出现了膜内电位的下降，由正值的减小发展到膜内出现刺激前原有的负电位状态，这就构成了动作电位的下降支。

动作电位的特点：①有“全或无”现象。单一神经或肌细胞动作电位的一个重要特点就是刺激若达不到阈值，不会产生动作电位。刺激一旦达到阈值，就会爆发动作电位。动作电位一旦产生，其大小和形状不再随着刺激的强弱和传导距离的远近而改变。②有不应期。由于绝对不应期的存在，动作电位不可能发生融合。

动作电位的产生是细胞兴奋的标志。一旦细胞受到刺激发生兴奋时，便发生一次迅速而短暂的电位波动，这种电位波动可以向它周围扩散开来，这样便形成了“动作电位”。

三、人体生物电的经典应用

细胞膜电位这个重大发现帮助人们逐步了解心电规律，发现心脏这个“电源”会发出动作电位变化，并通过特定执行电线传导功能的细胞进行传导并反映到体表。心脏起搏点的电激动引起心脏的机械性收缩，推动血液在全身血管系统中不停地流动。人工心脏起搏器就是模仿心脏起搏点的放电规律，利用外加脉冲电场，释放脉冲电流来刺激心脏，使心脏按一定的频率收缩和舒张，在外界电场帮助下达到人工起搏的目的。同样道理，人们通过测定脑电活动规律，诊断颅脑内发生的疾病。人们发现，外加电场能够刺激神经肌肉组织，促进细胞膜产生离子转移，膜电位和膜通透性变化，形成动作电位，发生兴奋，于是人们用脉冲电场刺激周围性神经麻痹及肌肉萎缩患者的神经肌肉接头，使肌肉发生收缩反应。

四、高电压脉冲电场的出现和应用

随着电工材料和生物技术的发展，生物电的应用扩展到生命科学研究中，原本在国防武器中应用的高功率脉冲技术可以将脉冲电场压缩到纳秒水平。

高电压脉冲功率技术包含了对非平衡等离子体（non-equilibrium plasma）、脉冲电场（pulsed electric field，PEF）和高压静电场（high voltage electrostatic field，HVEF）的研究，它们的实际应用与生物电磁场密不可分。高电压强电场是高电压技术最根本的特征。

目前高电压脉冲电场在生产生活实践中获得广泛深入的应用，例如：种子处理、生长促进、作物病害防治、农产品清洗消毒、农产品储藏和货架期延长、脉冲电场污水灭菌净化处理、脉冲电池加速农作物生长、电脉冲基因直接导入、电场加速作物生长、癌症的电化学疗法、电化学控制药物释放、生物分子的电化学行为、血栓和心血管疾病的电化学研究、骨骼的电生长、心电图和脑电图的研究、生物电池等。本书主要介绍和医药方面有关的应用。

五、以脉冲电场为基础的生物电技术和化疗的结合应用

电脉冲化疗是一种通过施加局部电脉冲，增加细胞通透性，将通常情况下无法进入细胞内部的药物送入细胞内，从而达到杀死癌细胞目的的治疗癌症的疗法。配合博来霉素（bleomycin，BLM）和顺铂（cisplatin）使用电脉冲化疗治疗皮内和皮下肿瘤的研究已经进入临床阶段。第一次博来霉素电脉冲化疗于1991年在法国古斯塔夫·鲁西（Gustave Roussy）研究所实现，第一次顺铂电脉冲化疗则于1995年在斯洛文尼亚卢布尔雅那肿瘤研究所实现。其后，来自全球多个国家（爱尔兰、澳大利亚、奥地利、比利时、保加利亚、丹麦、德国、法国、美国、墨西哥、尼加拉瓜、波兰、葡萄牙、日本、瑞士、斯洛文尼亚、西班牙、希腊、匈牙利、意大利、英国）的4 000多名患者接受了电脉冲化疗。最近，为了治疗体内肿瘤，研究人员开发了通过外科手术、内窥镜、皮下穿刺等方法到达患处的新的电脉冲化疗方法。

当细胞暴露在足够强的电场中时，跨膜电位（细胞膜内外的电势差）将会增加，这会引发细胞膜结构重排，从而导致细胞膜通透性增加，进而允许通常无法穿过细胞膜的分子进入细胞。这种被称为电穿孔或电通透的现象，正被广泛应用到抗肿瘤治疗中。这种治疗方案就是广为熟知的电脉冲化疗。值得注意的是，在治疗靠近心脏的肿瘤时，脉冲应和心肌的绝对不应期同步，从而尽可能降低电脉冲影响心脏正常功能的可能性。

电脉冲治疗对全身或局部引入不通透或低通透的细胞毒素药物。然后，当肿瘤区域药物浓度达到峰值时直接对该区域施加脉冲电场。脉冲电场可以在细胞膜上产生纳

米级缺陷，从而方便药物进入细胞。在施加电场期间以及电场消失后的一段时间内，药物分子可以自由扩散进入细胞质，从而实现抗肿瘤效果。如果药物浓度足够，可以通过在不同的地方插入电极和施加多次电场来治疗整个肿瘤。如果首次治疗时因肿瘤太大而无法对整个肿瘤施加电脉冲化疗，也可以在几周或几个月后继续治疗。目前临床试验已经证实，电脉冲化疗对黑色素瘤、卡波西肉瘤、鳞状细胞癌、基底细胞癌、腺癌、乳腺癌均有疗效。

电脉冲化疗所使用的药物浓度比普通化疗更低，因此没有常规化疗所引起的不良反应。适当的麻醉可以减轻电脉冲引起的不适症状，从而可以把疼痛感控制在患者可以接受的范围内。除去电脉冲引起的疼痛以外，脉冲期间的肌肉收缩是患者唯一的不适。脉冲同时会引起短暂的缺血。在治疗区域内，正常组织内的血液循环会被打断几分钟，但是由于时间短暂，所以并不会产生缺血反应；相反地，肿瘤组织内部的缺血时间会更长，从而对抑制肿瘤也有一定帮助。电脉冲化疗在多个欧洲国家（波兰、丹麦、德国、葡萄牙、斯洛文尼亚、希腊、意大利和英国）都已经获得认可并进入医保。

第二节　生物电研究的现状

利用纳秒脉冲电场进行生物电医药转化的研究，目前已经成为一个崭新的、独立的、令人兴奋的研究领域。这一独特的前沿交叉研究领域，在研究使用高功率脉冲电场作用于生物细胞和组织上，采用高功率脉冲技术制造出超短纳秒脉冲发生装置，制作出自然界原本不存在的高功率超短纳秒脉冲电场，并将其作用于有电活动的生物细胞，观察二者相互作用产生各种生物学效应，研究作用规律，并将其转化应用在医药领域。

20世纪60年代人们就开始尝试在细胞上施加脉冲电场，但那时候脉冲电源技术并不成熟，最优秀的电气工程师也只能把脉冲压缩到微秒级别，微秒宽度的脉冲能够把细胞膜打一个洞，即电穿孔，这个细胞膜上暂时性可逆性的电穿孔可以允许基因、药物的导入。电穿孔技术为基因治疗时代奠定了技术基础，但这还远远不是生物电的全部。随着脉冲功率技术的进展，最近十多年来，高功率超短脉冲可以把脉冲压缩到纳秒、皮秒、飞秒级别，这样的短脉冲可以短于细胞膜充电时间，可以将能量送入细胞内部，不引起膜的穿孔，细胞膜在如此短的时间内也来不及积蓄热量，这将导致细胞内的非热生物效应，从而开拓出一个新的应用领域——纳秒脉冲技术的生物和医学应用。

在纳秒脉冲之父卡尔·舍恩巴赫（Karl H. Schoenbach）教授的带领下，从2002年开始，对生物电研究有兴趣的各国人员联手投入生物电合作研究中，形成了国际生物电联盟，从而促进了这一新兴研究领域的蓬勃发展。例如，美国欧道明大学的弗兰克·雷迪研究中心，日本熊本大学的脉冲功率科学团队，德国卡尔斯鲁厄研究中心的脉冲功率团队，一直走在研究的前列，形成了一个具有知名度和影响力的生物电国际联盟，推动了生物电领域广阔的国际研究合作，加强了世界各地从事生物电研究的团队之间的合作，建立了跨学科的卓越研究团队，开展了面向生物尤其是医学应用的基础研究。

后来越来越多的研究团队在这一交叉学科领域加强合作。例如，德国卡尔斯鲁厄市的卡尔斯鲁厄研究中心，研究脉冲功率和微波技术；日本熊本市的熊本大学，研究脉冲功率科学和细胞命运调控；美国弗吉尼亚州诺福克市的欧道明大学，是世界上最大的生物电中心。

随后，又有更多单位加入。例如，美国哥伦比亚密苏里堪萨斯大学，德国格赖夫斯瓦尔德大学低温等离子体物理学院，美国南佛罗里达大学分子靶向治疗中心，法国巴黎第十一大学（今巴黎萨克雷大学）古斯塔夫研究院，法国路易斯·米尔领导的基因转移载体团队和巴黎的维勒瑞夫大学，法国图卢兹第三大学的国家科学研究中心中贾斯廷领导的细胞生物物理组，新成员们带来了丰富的生物电化学的应用。而位于布拉格的捷克共和国科学院卢克斯领导的等离子体物理研究所，在医学和环境应用的等离子体和冲击波的使用上已经积累了相当长的研究历史；位于斯洛文尼亚卢布尔雅那的斯洛文尼亚研究所，由撒拉领导的实验肿瘤学团队，则是以生物医学应用研究而著名；位于意大利弗拉斯卡蒂的意大利国家新技术、能源和可持续经济发展局，由吉安加莱拉诺领导的辐射实验室，其电磁辐射能够进一步提升脉冲的电压，缩短超短脉冲持续时间范围。

从2005年到2014年，生物电国际联盟从一支不到20人的科学家和工程师队伍，发展到拥有超过200位首席科学家的队伍，反映出世界各国对这个新的研究领域越来越大的兴趣。奠基人弗兰克·雷迪先生出资设立了弗兰克·雷迪生物电研究奖，鼓励科学家在该领域取得的开拓性的研究成果。

我国学者自2004年开始加入生物电国际联盟，开展了卓有成效的基础研究和临床应用研究，不但掌握了先进的技术，能够自主研发仪器，并且能开展多学科交叉和转化医学研究，形成了从基础到应用的完整的研究体系。

时至2017年，由国际生物电磁学会（The Bioelectromagnetics Society，BEMS）和欧洲生物电磁学会（European Bioelectromagnetics Association，EBEA）联合主办中国生物医学工程学会生物电磁学专业委员会和浙江省电磁及复合暴露健康危害重点实验室承办的2017年国际生物电磁学会学术年会在中国杭州浙江西湖山庄成功举行。这是首次在中国举办国际生物电磁学会学术年会，促进了我国生物电磁学领域的科学研究和学术交流，提升了我国生物电研究的国际影响力。值此盛会，我们整理总结了该领域的第一部中文专著（本书），希望能进一步推动该技术的医学应用。

第三节　生物电研究领域重要研究学者

卡尔·舍恩巴赫教授被誉为纳秒脉冲之父，他在生物电磁学学科，特别是纳秒脉冲电磁场的实际应用方面做出了杰出贡献，因此他在2017年获得国际生物电磁学会最具声望的奖项达松伐尔（D'Arsonval）奖。这位IEEE院士最初于1966年和1970年在德国先后获得物理学士和博士学位。从1970年到1978年，他潜心从事高压气体放电物理等领域的研究工作。从1979年到1985年，他在美国德州理工大学参与了快速脉冲开启开关研究工作，发明了电子束和激光控制弥漫排放口交换机，获得终身教授职称。1985年他加入了美国欧道明大学，2002年筹建弗兰克·雷迪生物电研究中心，2002年至2008年担任该中心主任。他在脉冲技术应用方面做出杰出贡献，被誉为纳秒脉冲之父，尤其是推进了脉冲技术在环境和医疗领域的应用。他作为会议主席主持了多项研讨会和会议，如1991年IEEE国际会议和1999年第一届国际研讨会“非热内侧/生物疗法利用电磁场和电离气体”。在1994年，他因为对高功率电子器件的研究和发展做出的贡献而获得了2000年高压奖，被选为IEEE院士，已发表400余篇学术期刊和会议论文，并拥有15项专利。1989年至2007年他一直担任等离子体科学IEEE学报的副主编，著有《低温等离子体物理》《大气压力的空气等离子体》等多部学术著作。

理查德·海勒（Richard Heller）教授是弗兰克·雷迪生物电研究中心现任主任。他擅长使用脉冲电场进行基因治疗，利用脉冲电场促进靶向分子的递送和摄取。目前基因治疗的方法专门用于治疗癌症和血管疾病如外周或冠状动脉缺血，以及致力于疫苗和免疫治疗方案。最近，这种基因治疗方法已经在欧洲进入临床试验。他是目前生物电领域开展临床试验方面公认的最具有国际影响力的教授。他带领40多名教授开展不同研究领域的生物电应用，获得多项美国国家基金资助，并与美国陆军、空军长期保持科研合作，主持全美国大学多学科创新研究计划。他领导的团队在电脉冲生物医学、电脉冲环境等领域的研究处于国际领先地位。

罗伯特·詹姆斯·史万森（Robert James Swanson）教授现任美国弗吉尼亚州自由大学骨科医学院解剖科学系教授兼系主任，还担任美国首例试管婴儿诞生的琼斯生殖医学研究所男科实验室的主任，美国欧道明大学生物医学系终身教授，东弗吉尼亚医学院的生殖内分泌医学兼职教授，在解剖学、生理学、内分泌学、小动物手术和生物科学教学上拥有40多年的研究和教学经验。发表研究论文70余篇，出版专著2本，合作著述15本，担任学术会议主席100余次，承接美国国防部和美国国家科学基金会研究项目12项，研究经费超过800万美元，指导了21名博士生、47名硕士生和12名博士后学者。罗伯特·詹姆斯·史万森教授研究纳秒脉冲对神经肌肉系统的影响和控制，将纳秒脉冲导致瞬时痉挛的研究结果转化用于美国警察局非致死性武器和医用镇痛物理治疗方法。

理查德·尼切泰利（Richard Nuccitelli）教授是加州大学的教授，他在加州创办的高科技公司，和美国生物电中心携手合作，在国际上率先将纳秒脉冲应用于肿瘤治疗。他在普渡大学取得物理学硕士学位和博士学位，在美国加州大学戴维斯分校任终身教授；他创办了生物电医学公司，致力于开发纳秒脉冲治疗肿瘤的仪器。其研制的皮肤电场测量仪等已经获得专利，开发为临床使用的诊断和治疗仪器。曾获多项国家研究奖励（美国国立卫生研究院职业发展奖，1982—1987），并因在交叉技术前沿科技领域的学术成就两次当选为戈登学术会议主席；曾担任美国发育学会主席和《生物化学与生物物理学》《生物电化学》《生物电磁学》编委，国际生物电磁学会主席；编著4本专著，发表100多篇学术论文，作为项目主持人完成和在研的科研项目30余项，研究经费超过上千万美元。研究脉冲电磁场治疗恶性肿瘤的机制、方法和治疗系统是他的重要研究方向，在该领域承担多项科技转化研究。合作的科研团队首先报道了纳秒脉冲可导致荷瘤小鼠皮肤肿瘤细胞凋亡，加高峰值、减短脉冲宽度，高频率、多脉冲，持续进行的陡脉冲使癌细胞发生凋亡并破坏生存条件。在美国国立卫生研究院的资助下，其科研团队开展了纳秒脉冲对癌细胞产生抑制效果的机制及方法研究，通过癌细胞、人体离体肿瘤组织及动物等大量试验，以及电路及电场简化模型的计算，将脉冲技术推向治疗肿瘤的临床试验。

沃尔夫冈·弗雷（Wolfgang Frey）教授是德国卡尔斯鲁厄理工学院的脉冲电场技术方面的专家。卡尔斯鲁厄理工学院是德国一所国家级的大学和大型研究中心，是一所在自然及科学领域国际领先的教育和科研机构，拥有约9 000名教学科研人员和约20 000名学生，是德国历史最悠久的理工大学。2006年卡尔斯鲁厄理工学院同慕尼黑大学和慕尼黑工业大学一起入选为第一批精英大学，2003年欧盟大学科研影响力排名位居德国第2位、欧洲第6位。卡尔斯鲁厄理工学院的生物学和电磁学研究具有深厚的研究基础，电磁波的发现者、电磁学的奠基人、德国物理学家海因里希·鲁道夫·赫兹（Heinrich Rudolf Hertz）曾任卡尔斯鲁厄理工学院物理学教授，他就是在卡尔斯鲁厄理工学院发现了电磁波的存在。因此，生物电磁学及生物电研究在该学校的地位举足轻重。脉冲功率与微波技术研究所所长沃尔夫冈·弗雷是世界知名的生物电专家，在脉冲功率技术和微生物学方面均有精深的研究，于2013年担任国际生物电学会主席，他主要研究方向为探索纳秒脉冲刺激植物和真菌后的生物效应和医学环境农业用途。沃尔夫冈·弗雷于1989年在德国卡尔斯鲁厄理工学院高电压技术研究所获得学士和硕士学位，随后在卡尔斯鲁厄理工学院的高电压研究所担任助理教授，研究纳秒脉冲形成，高电压测试技术和气体绝缘火花间隙。沃尔夫冈·弗雷于1996年在卡尔斯鲁厄理工学院获得博士学位，1997年，他加入了脉冲功率组原卡尔斯鲁厄研究中心，研究脉冲电子束消融表面涂层和电动碎片材料加工技术，在2001年开始研究脉冲电场在植物和真菌上的生物效应及其在工农业医学环境的应用，在脉冲电场灭菌和细胞成分的提取方面开展了前沿研究工作。自2006年以来，他担任脉冲功率与微波技术研究所所长，在脉冲电场技术灭菌领域做出了很大贡献。

史蒂芬·毕比（Stephen Beebe）教授是脉冲电场细胞效应研究领域著名的细胞生物学家和肿瘤病理学家。他在美国爱荷华州立大学动物学专业毕业获得学士学位，跟随美国和平队志愿者在英属西印度群岛服务，军队服役归来后进入美国爱荷华州立大学获得药理学博士，在美国田纳西州万德比尔特大学取得分子生理学和生物物理学博士学位后，在挪威奥斯陆国家医院任医学生物化学研究员，在美国东弗吉尼亚医学院妇产科系任助理教授、儿科生理学系任副教授，在美国弗兰克·雷迪生物电研究中心任教授。他是纳秒脉冲在肿瘤学应用的分子生物学理论奠基人，专长为利用脉冲治疗各类肿瘤并分析其分子和免疫机制。

由根·寇布（Juergen F. Kolb）教授是德国莱布尼茨低温等离子体研究所教授，他所在的莱布尼茨低温等离子体研究所是欧洲在低温等离子体基础研究及技术应用领域规模最大的研究所，也是世界同领域水平最高的研究机构之一，年度科研经费约1.4亿欧元。脉冲功率相关技术的生物医学应用是该研究所的重点研究领域之一。寇布教授主要从事高功率脉冲技术的研究和应用工作，包括高功率脉冲技术，快放电储能技术，脉冲形成、压缩、传输技术，脉冲开关技术，快脉冲高电压、大电流的测量技术，在短脉冲作用下的高电压绝缘技术，脉冲大电流放电特性与机制等。20世纪90年代，他参加研制第一台高阻抗脉冲发生器，提出了正确的技术设计方案，并解决了多项重大技术难题，取得了重要成果，发表了100余篇学术论文，拥有6项脉冲功率技术的美国专利。寇布教授现为德国罗斯托克大学物理系和莱布尼茨低温等离子体与技术研究所教授，并担任研究所的生物电负责人和等离子体源研发部门主任，还兼任美国欧道明大学电子工程系客座教授，IEEE高级会员，2012年国际高电压与功率调制大会技术主席，2013年国际脉冲功率与等离子体会议工程、商业与医疗应用方向负责人。寇布教授从2008年起担任国际介质与绝缘协会生物介电技术委员会主席，他还是强生、爱惜康等医疗器械公司的特聘顾问。寇布教授作为纳秒脉冲硬件制备和生物电研究领域的资深专家和高级工程师，承担欧盟、美国和德国多项科研课题，积极开拓并推动这一领域新硬件的发展和创新设计。

路易斯·米尔（Lluis Mir）教授是欧洲研究脉冲电场的电穿孔和电渗透的领域先锋和专家，他是法国国家科学研究院（CNRS）研究员，CNRS药物和抗癌治疗实验室主任。法国国家科学研究院成立于1939年，是法国同时也是欧洲最大的基础科学研究机构，职能类似于中国科学院。2010年，路易斯·米尔教授创立了欧洲生物与医学电脉冲应用联合实验室，通过电气、化学和光学手段研究细胞电穿孔和电渗透的基本原理，阐明了电场和电磁场与生物体的相互作用的基本原理；开发了用于抗肿瘤基因治疗的病毒和非病毒载体，依赖肌肉中的质粒DNA电转移和脂质体的使用，控制免疫应答，限制基因转移后治疗基因的表达；使用针对致癌基因的反义寡核苷酸或放射性碘，来促进代谢放射治疗的基因的转移。米尔教授是欧洲生物电磁学协会会长（2012—2014），曾在法国和欧洲各地协调主持了多个联合研究项目，包括3个欧盟项目和5个法国国家脉冲电场研究项目，出版了200多篇研究文章和21部著作，h指数超过60，在国际上发表了500多次会议演讲，在世界各地90多个科研机构做过讲座，获得了22项专利，获得了多项科研奖项。米尔教授在利用脉冲电场进行肿瘤细胞电穿孔和电化学治疗方面有丰富研究经验，擅长将抗肿瘤药物和基因转移到健康和恶性组织。他设计开发了常规抗肿瘤电化学疗法，已经用于欧洲130多个癌症治疗中心。

日本熊本大学的秋山秀典（Hidenori Akiyama）教授是国际知名的脉冲电力研究专家，毕业于名古屋大学。在日本有很多大学从事脉冲功率技术应用研究，主要应用于强流粒子束加速器，特别重视轻离子的惯性约束聚变，例如东京大学、熊本大学、大阪大学等。熊本大学由于是国立综合性大学，医学部和工学部研究实力强，是日本现代医学、现代工学研究交叉融合中心。秋山秀典教授致力于脉冲电力工程，在熊本大学建立了脉冲电场开发创新的研究生研究项目，首创了这个领域的研究生课程和远程研究生课程——日本政府21世纪优秀教育中心优秀教育计划的脉冲电力科学与工程项目。秋山秀典教授在人才培养上表现出卓越的教学推广能力，指导了200多名硕士和35名博士生，为日本这一领域培养了大批研究人员。他还撰写了系列的教科书，是日本脉冲电力研究生课程的重要参考书，他编著的《生物电脉冲电源及其应用》已经翻译成英文，这让他的研究成果得以传播到全世界。

贾斯汀·泰西（Justin Teissie）的主要贡献是脉冲电场下生物膜的生物物理学改变，他在法国巴黎大学化学系取得博士学位后担任图卢兹国家自然科学基金委员会药理学和结构生物学研究所研究主任，利用荧光光谱学记录脉冲细胞膜的动态变化，发表了200多篇论文。

理查德·吉尔伯特（Richard Gilbert）教授是美国南佛罗里达大学工程学院化学和生物医学工程教授。他博士毕业后在美国通用电气公司担任研究工程师，对高功率脉冲的硬件研究方面有很强的工业应用经验，后来在南佛罗里达大学工程学院任教授，受邀担任美国空军科学研究材料局驻地研究学者，是该学院分子传递中心的创始人。

生物电是一个新兴交叉学科方向，前期主要是欧、美、日的学者引领学科发展方向，我国学者在这个过程中也一直紧随前沿进展。电子、工程、信息、医学、生物等不同研究小组合作研究，促进了我国学者在这一领域的国际接轨和学科交叉融合，产生了一批具有国际影响力的研究成果，服务于国家重大医疗仪器以国产代替进口战略的重大战略方向，积极参与国际交流，提升了我国在这一领域的国际学术影响力。

（陈新华，李从胜，巫彤宁，谢海洋）

第二章　中国生物电磁学发展现状

目前电磁相关产品的日益普及，公众日常接触电磁辐射的机会和强度逐年增加，电磁辐射的健康问题亦备受科学界、公众、政府和国际组织的关注。中国学者在应用电脉冲技术、在生物电领域尤其是生物电磁学方向上进行了长期探索，在电磁辐射与人体健康问题、电磁技术临床应用、多学科交叉等方面展开了深入研究。不同地区不同单位并肩合作，多学科交叉，紧密联系，推动了国内生物电磁学学科的发展。本章简要介绍了我国的生物电磁实验室及其研究方向和特色，以它们为代表，反映我国在生物电磁领域的工作现状。

第一节　浙江大学医学院浙江省生物电磁学重点研究实验室

浙江大学医学院浙江省生物电磁学重点研究实验室为从事生物电磁学专业研究的省级重点实验室，是中国生物医学工程学会生物电磁学专业委员会主任委员的挂靠单位。实验室的主要研究方向是电磁场的生物效应及其机制研究，运用基因组和蛋白质组等现代生物学研究手段，在分子、细胞和动物水平研究电磁场（如手机及其基站产生的射频电磁场、高压输电线路产生的工频磁场）对生物体的影响及其作用机制，并探索电磁辐射危害的防护手段。同时，利用现有的电磁场监测设备开展环境电磁场检测工作。从机制角度探讨电磁场的可能健康危害，对保护人民大众的健康，促进社会、经济的可持续发展有深远意义。

浙江省生物电磁学重点研究实验室依托浙江大学，其前身是由我国生物电磁学的奠基人之一姜槐教授创建的原浙江医科大学微波研究室。在姜槐教授的领导下，微波研究室于1961年开创了我国高频电磁场的劳动卫生学研究；研制成功的高频电磁场卫生学测定仪，填补了当时国内的空白；实验室率先引进环境电磁场自动测试技术和各类专业仪器，开展电磁场环境评价工作；1986年牵头成立我国的生物电磁学专业委员会，并为该委员会主任委员单位。

浙江省生物电磁学重点研究实验室于1997年10月由浙江省科学技术委员会、计划经济委员会和财政厅批复组建，2002年5月通过浙江省科技厅验收，并正式对外开放。实验室坚持“开放、流动、联合、竞争”的方针，本着“求是、团结、创新”的团队精神，在人、动物和细胞分子水平开展了环境主要电磁场（如手机及其基站产生的射频电磁场、高压输电线路产生的工频磁场）的生物学效应和作用机制的研究，开展系列电磁辐射与人体健康的流行病学研究，探索电磁辐射危害的防护手段，并积极参与国家电磁辐射卫生标准制定和世界卫生组织领导的国际标准协调工作，是我国低强度电磁场卫生学研究和电磁环境管理政策研究的中心单位。同时，实验室开展电磁场有益效应基础及应用研究，研制了OX4-4经皮给药电穿孔仪获得中国发明专利并转让，拓展了射频热疗、纳秒脉冲应用基础研究等。

该实验室承担完成国家科技部863计划项目1项、973计划课题1项、国家自然科学基金重点项目2项及面上项目等30余项，在相关领域顶级期刊发表论文100余篇，获省部级以上成果奖多项。该实验室主任兼任世界卫生组织国际电磁场咨询委员会委员、世界卫生组织电磁场环境卫生基准专家组成员、国际非电离辐射防护委员会成员等；该实验室牵头首次在中国承办国际生物电磁学会学术年会（2017），举办了多届电磁辐射与人体健康国际学术研讨会。该实验室建有一支在国际学术界有较强竞争力的学术梯队，装备有先进的电磁场检测和辐照系统及生物医学研究必需的现代化仪器设备，在国内外有重要影响力。

第二节　陆军军医大学电磁辐射医学防护教育部重点实验室

陆军军医大学电磁辐射医学防护教育部重点实验室的主要研究方向包括电磁辐射的生物效应与医学防护研究、军事作业损伤与医学防护、环境污染物与男性生殖健康效应及机制研究。该实验室聚焦电磁辐射健康效应实际问题，开展职业与环境电磁辐射暴露特征与健康危险度测评与服务，研制出了系列军民两用的电磁防护器具，实现了从实验室研究到产品开发的突破。近年来，实验室在全国12个省、直辖市、自治区，对电力、通信、冶金、机械制造、雷达与电子对抗5种代表性职业暴露和校园环境、人居环境、辐射源热点环境3种典型生活环境开展了电磁辐射特征测评，建立了我国首个职业与环境电磁辐射特征数据库，研制出以宽频电磁辐射防护服、电磁报警装置、电磁防护涂料为核心的系列防护器具，为职业与环境电磁暴露防护提供了切实可用的系列装具。该实验室于2014年成为中国生物电磁学专业委员会主任委员单位，每年举办生物电磁学专委会委员会议暨学术交流会议，促进了我国生物电磁学研究队伍的发展壮大，极大地提升了我国生物电磁学研究水平。先后主持了包括国家973计划项目、国家科技支撑计划、国家自然科学基金重点项目、军队“十二五”后勤科研重大项目、军队“十二五”医学科技重点等在内的一批重大、重点项目，共计69项。2010年以来，该实验室发表的电磁生物效应与防护的研究论文被SCI（《科学引文索引》）收录118篇，影响因子大于5的16篇，最高影响因子11.753；申请专利14项，授权12项，其中发明专利5项；主编、参编著作6本；在电磁辐射生物效应机制与防护研究领域跻身国际领先行列。该实验室平台汇聚了我国电磁生物效应研究优势力量，推动了我国电磁生物效应研究领域的发展。

第三节 中国科学院电工研究所生物电磁学北京市重点实验室

中国科学院电工研究所生物电磁学北京市重点实验室是一支电工学、生物学、医学、电子学等多学科交叉的研究队伍，已成为国内外生物电磁学领域独具特色的研究单位之一。主要研究方向包括电磁场的生物学效应及其机制研究、生物电磁特性和电磁信号的检测及应用研究、人工生物器官研究和纳米生物电磁技术研究等。

该实验室具有检测和分析处理微弱生物电磁信号的设备与技术，具备进行分子生物学、生物化学、细胞生物学、免疫学、蛋白质化学等研究的相关基础设施；拥有用于生物电磁效应实验的各种电场和磁场设备、电磁仿真环境和生化实验设备，可进行离体和在体的生物电磁学实验，能够对电磁作用后的活体及离体细胞进行形态、行为和各种特定生化指标的量化检测与分析。

生物电磁学北京市重点实验室先后承担了国家863计划、国家973计划、国际人类前沿科学计划、自然科学基金重点项目等一批重要的科研项目，在电磁场生物学效应机制研究、生物人工肝支持系统、神经电磁调控技术、微型机器人与磁小体应用及其靶向治疗等方面都取得了显著的成果。近5年来，该实验室发表的论文有30余篇被SCI收录，获得授权国家专利25项。

肿瘤诊断和治疗是目前临床治疗中的前沿方向，国内外研究十分活跃。生物电磁学北京市重点实验室基于雄厚的电工技术及电磁场理论基础，开展了多项应用于肿瘤磁靶向治疗的电磁技术和应用基础研究。曾与中国医学科学院肿瘤研究所合作开展863计划项目靶向治疗肺癌、食管癌的磁性纳米药物的研制，自行设计和研制了具有高聚焦性的磁场装置，并在项目结题后持续研究肿瘤磁靶向、磁热和光热肿瘤消除技术。首次将磁细菌自身合成的磁性纳米颗粒——磁小体用于磁共振造影引导下的肿瘤光热治疗，相对于人工合成的磁颗粒，磁小体因有生物膜包被而呈现更好的分散性、稳定性和生物相容性，并且具有产量高、粒径均一、磁性高等优势。研究结果表明，磁小体在肿瘤组织聚集，能有效提高核磁共振成像用于监测肿瘤及边界，并通过将近红外光转化成热能使全部肿瘤完全消退。这种用磁小体作为肿瘤诊疗剂的新方法为纳米材料的设计提供了新的思路。

第四节 空军军医大学辐射生物学医学研究所

空军军医大学辐射生物学医学研究所为“军事预防医学”国家级重点学科组成单

位、“特殊作业环境危害评估与防治”教育部重点实验室组成单位和全军电磁辐射效应与防护重点实验室，全军重点建设学科、军事预防医学博士点、公共卫生与预防医学博士后流动站组成单位。

研究所内设有多种电磁辐射装置，如核电磁脉冲、超宽谱高功率微波、L段高功率微波、γ辐射装置，以及声波（低频声波、强声）、激光等多种物理因子和高级动物行为神经科学实验室等。该研究所多年从事多种物理因子（电磁、电离、声、激光等）生物效应与损伤防护的研究，并建立了成熟的实验平台。从“九五”计划开始，该研究所与总装备部第21基地研究所合作，率先在国内开展了各种电磁辐射包括核电磁脉冲（nuclear electromagnetic pulse，NEMP）、超宽带（ultra wideband，UWB）、次声等生物效应及防护研究。研究成果先后获得国家科技进步二等奖2项、军队科技进步一等奖2项、省军部级科技进步二等奖4项，发表科研论文300余篇，撰写国防科技报告40部；出版学术专著、教材等9部；获国家发明专利9项。近5年来，实验室获得国家重大科技专项1项、国家863计划（军口）项目10项、国家自然科学基金项目20项、军队指令和重点课题10余项、陕西省课题2项，获资助总经费6000余万元。

第五节　中国科学院强磁场科学中心

目前，磁生物学效应研究大多基于较低的磁场强度，而强磁场下的生物学效应研究尚处于起步阶段。由于生物分子在磁场中的取向能正比于磁场强度，强磁场可以将生物分子对中低磁场的响应进行放大，因此强磁场系列装置的发展对研究磁场生物学效应的分子机制，并在强磁场下发现磁感应的新现象等起到极大的推动作用。中国科学院强磁场科学中心（合肥）已经建立了多套水冷和混合磁体，包括创造了水冷磁体磁场强度世界纪录的38.5 T水冷磁体，10 MW下的国际最强磁场水冷磁体，以及仅次于美国国家强磁场实验室45 T混合磁体的世界第二强的40 T混合磁体。这些强磁体装置的研制成功为研究强磁场的生物学效应提供了有利的磁场保障条件。

中国科学院强磁场科学中心已率先在20～40 T的水冷和混合磁体上搭建了一系列磁生物学研究的专用实验平台，包括20 T以上强磁场下的高通量细胞/线虫等小样品的原位培养装置，以及20 T以上小鼠磁场暴露装置。这些装置中的一部分已经在前期的强磁场下磁生物学探索中取得了重要成果。这为系统研究磁场生物学提供了重要技术保障。近3年来，实验室研究人员在稳态磁场的生物学效应研究方面，已经发表了数10篇论文被SCI收录，并主编稳态磁场的生物学效应专著2本。

第六节　中国信息通信研究院环境与安全部

中国信息通信研究院环境与安全部依托所在单位承担的多个信息和医疗领域的国家工程实验室技术平台，20多年来一直从事电磁辐射安全、电气安全和材料安全性的研究工作，主导了多项国际、国家和行业电磁照射标准的制定工作，在我国电磁照射限值及测试方法的国家标准和行业标准的制定中起到了重要的作用。形成了从政策支撑、科研、标准制定、检验测试到电磁辐射测量仪器设备校准的完备技术能力。

研究团队在电磁场测量、人体建模、多物理场数值计算算法研究及工程化实现等方面拥有雄厚实力。近年来先后主持和承担了20多项生物电磁领域的973计划项目、国家自然科学基金项目、国际合作项目、国家重点实验室开放课题和企业横向开发项目等。在国内外SCI杂志和国际会议上发表相关学术论文50余篇，电磁辐射行业标准10多项，专利10多项，出版专著2本。实验室多个成员是国际电工委员会、电气和电子工程师协会电磁安全标准组创始成员，并担任世界卫生组织电磁场项目咨询专家。

该实验室自主建立了多个可用于多物理场数值计算的高分辨率中国人群人体解剖模型；开发了适用于多模态医学影像的自动分割和模型重建系统，并实现临床应用；建立了不同等级的电磁功率、信号、温度的源项系统和可实现高精度测量的完整平台；此外，还开发了多套支持多GPU（graphic processing unit，图形处理器）并行加速的电磁场数值仿真系统，可涵盖处理从低频到射频电磁场问题。部分研究成果被中华医学会数字医学分会鉴定为具有自主知识产权的国际首创性工作，水平属于国内领先、国际先进，并部分达到国际领先水平。人体解剖模型在国内外高水平研究院所得到了广泛应用。

（陈光弟）

第三章　脉冲电场的原理及设备

传统的治疗方法如手术治疗、放射治疗、化学治疗等，虽然能在一定程度上缓解患者的痛苦，但仍然无法解决肿瘤转移和复发，以及药物不良反应等问题，使其应用范围受限；其他治疗方法，包括传统热疗法、磁疗法、高强度聚焦超声疗法、基因疗法等，由于设计原理和使用方法的局限性，都有一定的适应证和禁忌证。近些年来，随着电场生物学效应的理论研究和技术开发的不断发展和成熟，科研人员和医生开始将电场运用到肿瘤的临床治疗中。

电场疗法（electrical therapy，ET）是将电工技术应用于肿瘤治疗的一种新型治疗方法，对人体深部和浅表的肿瘤破坏性强，且治疗范围能有效控制，不会大面积地损伤正常组织。相较于传统疗法和现有的其他疗法，电场治疗肿瘤技术具有治疗效果好、效率高、残余毒性小甚至无毒性、参数容易控制和广泛的适用性等特点，在肿瘤临床治疗中表现出良好的应用前景。

经过多年的发展，已经形成多种电场治疗肿瘤的方法，对其作用机制和临床应用也有了广泛而深入的研究，并获得了很好的成果。目前，国内外研究比较集中于三类电场治疗肿瘤技术：直流电场、交流电场和脉冲电场。

第一节　直流和交流电场治疗肿瘤的原理

一、直流电场

直流电场肿瘤消融技术也称为电化学治疗（electrochemical therapy，ECT）。Nordenstrom教授在1983年发表专著，提出在组织器官的代谢过程中，能量交换是通过生物闭合电路（biological closed electric circuits，BCEC）通道实现的，其中一种特异性连接血流和间质组织液的“电路”［称为血管-间质闭合电路（vascular-interstitial closed circuits，VICC）］被非生理性激活，使结构发生特殊化学反应，可造成肿瘤生存的不利条件，致使肿瘤组织产生多种病理效应，以达到杀伤肿瘤的效果。

电化学治疗应按肿瘤的组织类型、肿瘤的大小和肿瘤的部位不同，具体选择不同的电压、电流及电量（C）。手术过程是将两个或多个特制的电极针分别作为阴极和阳极刺入肿瘤组织，通常是将阳极针插在肿瘤中心，阴极针插在肿瘤周边，电极针的数量根据肿瘤形状和尺寸大小来定，每根针对肿瘤的杀伤范围的直径在2 cm左右；再持续地加载低电压直流电（电压6～8 V，电流60～100 mA），电量多少视肿瘤大小而定（每1 cm置100 C左右），治疗时间与瘤体大小有关，多为2～3 h。

直流电化学疗法已广泛应用于肿瘤临床治疗，该方法具有简便易行、安全有效、创伤小、并发症少等明显优势，尤其对那些已经发展为肿瘤破溃而不能使用直接手术治疗、放疗等传统治疗手段或者复发的病例具有独特的治疗意义，为治疗中晚期恶性肿瘤提供了新方法，但不能彻底杀死病灶周围的残余肿瘤细胞，易转移。

二、交流电场

现有的研究表明，频率和强度不同时，交流电场会具有不同的电生理特性，低频（<1 kHz）电场的主要生物学效应为刺激兴奋组织，常被用于刺激骨骼生长或促进骨折愈合；中高频（100～300 kHz）电场也被称作肿瘤治疗电场（tumor treatment field，TTF），可通过抗微管机制来抑制肿瘤细胞的生长，且不同肿瘤类型对应着不同的最敏感的电场频率；高频（>400 kHz）电场主要通过热效应用于肿瘤治疗技术，比较成熟的技术有射频和微波消融术（表3-1）。

表3-1 不同频率的交流电场在医学领域的应用

频率（kHz）	生物学效应	应用
<1	细胞膜去极化	刺激骨骼生长和促进骨折愈合
100～300	有丝分裂抑制	肿瘤治疗电场
>400	电介质极化	肿瘤热消融

（一）肿瘤治疗电场

通常每个细胞都包含大量的带电分子（比如蛋白质或者DNA），而分子的运动变化又可通过不同的电场来控制，如在交变电场中，带电分子会随电场的方向和强度变化而产生振荡。如果电场方向恒定，分子的运动方向将平行于电场；如果交变电场的频率足够高（比如TTF范围内的频率），分子的运动会减少；对偶极子来说，因其正负极之间存在电位差，它便会与电场方向相匹配并停留在原有位置，但在交变电场中，所有带电分子都会向电场密度高的方向移动。对于一个非分裂的细胞来说，其电场密度基本是均匀的，膜电位和偶极子只可能产生最小限度的运动，但在非均匀电场密度中电场力会使极性分子向高电场密度的方向运动，这个过程被称为双向电泳。在有丝分裂末期，由于分裂沟分割两个子细胞，形成狭窄的细胞质连接，在连接部位附近电场是不均匀的，于是连接部位将发生双向电泳。因此，总结TTF治疗肿瘤的作用机制主要包括：①产生电场力干扰微管亚单位的正常聚合进而阻止了纺锤体的形成；②在胞质分裂过程中的分裂沟处由TTF产生的非均匀密度电场使带电分子受到单向力的作用并使之向分裂沟移动。

研究表明，TTF对静止期的细胞没有杀伤效应，对分裂较旺盛的正常细胞也没有明显杀伤效应。因此，TTF可以靶向作用于肿瘤细胞而对周围正常组织及细胞无影响。对不同细胞系来说，TTF存在发挥最大限度增殖抑制作用的最佳频率，最佳TTF频率根据细胞体体积和尺寸不同而不同（表3-2）。

表3-2　针对实验细胞系的最佳TTF频率

细胞系	最佳频率（kHz）
B16F1（小鼠黑色素瘤）	120
AA8（中国仓鼠卵巢）	150
VX-2（兔子肾脏）	150
MCF-7（人类乳房）	150
MDA-MB-231（人类乳房）	150
F-98（大鼠神经胶质瘤）	200
U-87（人类神经胶质瘤）	200
U-118（人类神经胶质瘤）	200

目前来看，TTF技术具有安全可靠、操作简单、副作用小等优势，但是TTF并没有完全杀伤肿瘤细胞，主要起抑制肿瘤细胞增殖的作用，因此比较适用于肿瘤晚期及转移瘤的治疗，以便提高患者的生存质量。

（二）射频消融和微波消融

中高频的射频和微波消融，两种肿瘤治疗技术都是热消融的主要类型，属于局部或区域性热疗。人体组织加热到超过60 ℃，几乎可以使蛋白质达到瞬时凝固及变性，并使所有的细胞和细胞内容物产生完全并且不可逆的损害（表3-3）。由于在不均匀组织中实现均匀加热这一目标是不容易的，比如肝脏，因此理想情况下，肿瘤和肿瘤周围的适当边缘应被加热到60～100 ℃。但是由于在器官中各种组织结构的热传导性质不同，癌细胞还是有可能在热传导区存活。

表3-3　细胞存活时间、温度的关系

温度（℃）	43	50	53	70	100
细胞存活时间	15 h	150 s	10 s	0.5 s	0.1 s

1.射频消融

射频（radio frequency，RF）的频率可达到150 kHz。人体是由许多有机和无机物质构成的复杂结构。较高频率（460～480 kHz）的电流通过组织时，在高频振荡下，两电极之间的离子沿电力线方向快速运动，由移动状态变为振动状态。由于各种离子的大小、质量、电荷及移动速度不同，离子相互摩擦并与其他微粒相互碰撞而产生生物热作用。

在射频消融（radio frequency ablation，RFA）过程中，电流优先从阻抗低的部分流动。组织中血管的阻抗较小，由于血管等阻抗低的结构会使电能转化为热能减少，这种效应称为电流沉降效应（current sink）。消融区域的最终大小在很大程度上取决于热传导。在热传导区，类似于冷冻消融的血流冷却效应会发生，称为热沉降效应（heat sink）。由于低阻抗且能循环带走热量的血管等组织穿过或绕行肿瘤时，不可避免产生射频消融区的电流沉降效应及热传导区的热沉降效应，实际的消融范围可能受到限制，而且会导致肿瘤内或边缘的细胞残留。

2.微波消融

微波消融（microwave thermal ablation，MTA）指的是将一根特制微波针，经皮穿刺到肿瘤中心区域，微波针上释放频率900 MHz以上的微波电磁场，在微波场辐射范围的组织内极性分子（主要是水分子）会发生高频振荡（2.4 GHz），水分子高速旋转并摩擦升温，当温度升高到60 ℃以上，肿瘤细胞的蛋白质变性凝固，导致其不可逆坏死。灭活的肿瘤组织可生产热休克蛋白，刺激机体的免疫系统，提高机体的免疫功能，抑制肿瘤细胞扩散。当前微波肿瘤消融术主要使用915 MHz和2 450 MHz两种频率。

与射频消融相比，微波消融有两个显著优势：①不需要形成回路，消融时微波以针尖为中心向周围扩散，可以用于体内有金属植入物或安装起搏器的患者；②加热均匀，不受电流沉降影响，受碳化及血流灌注影响小，温度上升快，消融范围大。

射频消融和微波消融都具有两个显著缺陷：①会对周围正常组织产生严重损伤，因为微波没有物理屏障，肿瘤邻近的正常组织和结构可能会受到影响，而由于射频消融区的电流沉降效应和热传导区的热沉降效应的存在，为了达到较好的消融效果势必要加大热传导区面积，易造成大面积的正常组织损伤；②会有大血管的热沉降效应，微波消融后血管附近或消融边缘区的癌细胞有留存，肿瘤容易复发。

不同的组织对热的耐受性存在一定的差异，如皮肤比其他组织和器官对热的耐受性强（表3-4）。不同的组织也有不同的热物性参数，如肝脏与骨骼在比热容、相对介电常数、电导率方面有明显的不同（表3-5）。

表3-4　热消融对正常组织的损伤

组织	生物体	组织损伤的阈值	病理变化
肌肉和脂肪	猪	46.0 ℃，持续30 min	坏死，纤维变性
皮肤	人，大鼠	46.5 ℃，持续45 min	上皮坏死，脱毛
食管	猪	45.0 ℃，持续30 min	纤维变性
膀胱	狗，兔	46.5 ℃，持续8 min	部分坏死
小肠	大鼠，小鼠	43.0 ℃，持续40 min	绒毛脱落
大肠	猪，兔	43.0 ℃，持续30 min	纤维变性
肝	狗	43.0 ℃，持续30 min	纤维变性，细胞变性
脑	猫，狗	42.5 ℃，持续50 min	神经元坏死
肾	小鼠，兔	43.0 ℃，持续20 min	肾小球、肾小管坏死

表3-5　组织的热物理性能

热物性参数	单位	肝脏	肺脏（通气状态）	肾脏	骨骼
相对介电常数	1	43.3	20.5	52.8	11.4
电导率	S/m	1.68	0.804	2.43	0.394
导热系数	W/（m·K）	0.564	0.302	0.54	0.4
密度	kg/m^3	1 050	260	1 050	1 990
比热容	J/（kg·K）	3 600	2 500	3 890	1 300

第二节　脉冲电场治疗肿瘤的物理原理参数及模型

一、脉冲电场

脉冲电场是一门很新的学科，该技术的核心是让脉冲电场的集聚能量在时间维度上进行压缩，然后将高电场能量在非常短的时间内释放出来，也就是在极短的时间内获得极高功率输出。

（一）脉冲的定义

在电气领域中，脉冲意味着持续时间非常短、冲击性的电压或电流。虽统称为脉冲，但其种类非常多。其中最基本的脉冲就是图3-1所示的矩形波脉冲，A称作振幅，t是脉冲宽度，T是脉冲周期，$1/T$是脉冲频率。矩形波脉冲是所有脉冲中最理想的脉冲，因为脉冲的上升沿与下降沿都是瞬间的。

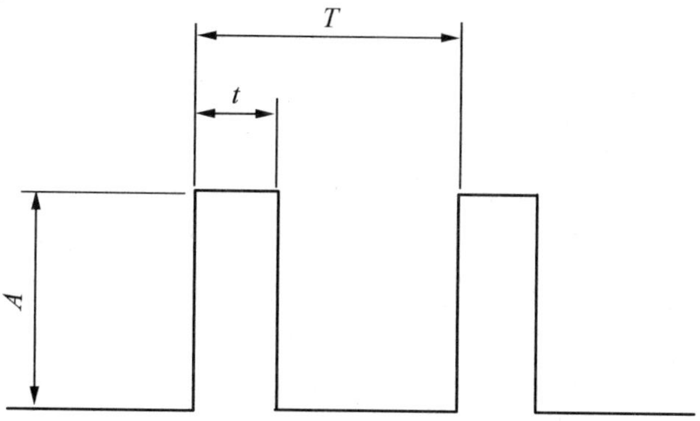

图3-1　矩形波脉冲

脉冲波形和正弦波一样，有周期、频率、振幅等参数，同时还要重视脉冲波形中的上升时间、衰减时间、脉冲宽度等参数。如图3-1所示的理想矩形脉冲是不可能发生的，脉冲上升沿和下降沿的时间不可能为零，如果将实际的脉冲变化部分的时间轴扩大，就有如图3-2所示的倾斜。

（1）A：脉冲振幅（脉冲纵轴幅值）。

（2）t：脉冲宽度（大于脉冲振幅50%的部分对应的时间间隔）。

（3）t_1：上升时间（脉冲振幅从10%上升到90%所需的时间）。

（4）t_2：衰减时间（脉冲振幅从90%下降到10%所需的时间）。

（5）T：脉冲周期（两个相邻的脉冲上升到振幅50%处之间的时间间隔）。

（6）f：脉冲频率，$f=1/T$（Hz）。

（7）β：占空系数，$\beta=t/T$。

一般而言，产生脉冲的方法，都是基于能量的低速存储和高速释放。所以，脉冲波形一般有非常陡的上升和下降曲线，同时具有脉冲宽度较短等特征。

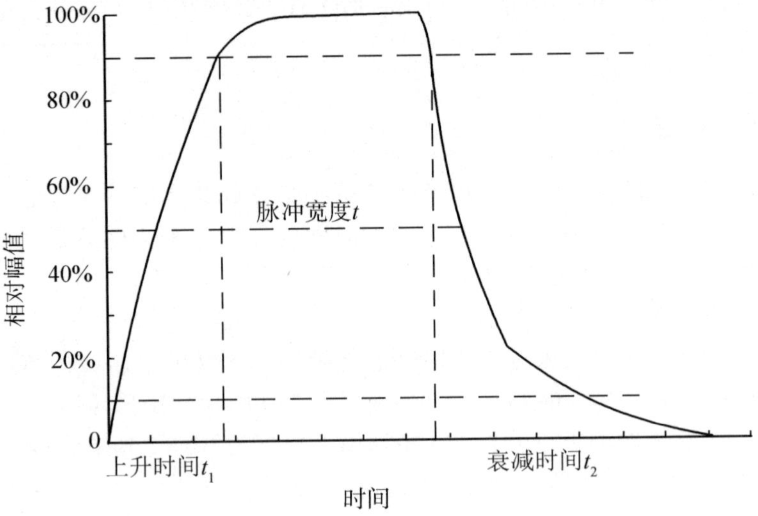

图3-2　实际的波脉冲

（二）脉冲电场的医学应用

从20世纪90年代开始，脉冲电场逐渐在生物医学领域有越来越多的研究与应用开发。因为脉冲电场具有电场能量高、强度大、上升进度快，以及作用时间短等不同于一般电场的诸多特点。这些特点使脉冲电场对生物组织能产生特殊的生物电反应，从而使脉冲电场在生物医学领域内得到了快速发展，产生了许多在临床上行之有效的生物医学操作和治疗方法。例如，电脉冲基因导入、脉冲电场加速植物生长、癌症的电化学疗法、电化学控制药物释放、生物分子的电化学干预、血栓和心血管疾病的电化学治疗、电刺激骨骼皮肤组织生长、脉冲电场消融肿瘤等，都取得了良好的临床治疗效果。

二、脉冲电场用于肿瘤消融治疗

脉冲电场用于肿瘤消融治疗，是采用脉冲宽度为纳秒（ns）至毫秒（ms）、微秒（μs）级，电场强度从几十伏特每厘米（V/cm）到几十千伏特每厘米（kV/cm）的脉冲电场作用于肿瘤组织，利用脉冲电场独特的生物电效应杀死肿瘤细胞或使肿瘤细胞凋亡。目前脉冲电场对细胞组织的影响和生物学效应已经有大量的研究。研究表明，不同物理参数（脉冲宽度、电场强度、脉冲频率）的脉冲电场，对组成细胞的细胞膜、细胞质、细胞核会分别产生不同的细胞生物学影响，从而达到肿瘤消融的效果。

与传统的热消融、冷冻消融治疗方法相比，脉冲电场治疗具有独特的优势：①组织选择性强，可保存治疗区内的重要结构，比如动脉、胆管、神经束及支气管等；②适用于长在大血管周围无法进行手术或射频消融的肿瘤，可在病变区内实现较完全的消融；③不良反应小，甚至没有，仅依靠电效应杀伤肿瘤细胞；④治疗时间短、易于实施、可控性强、实时监测；⑤脉冲电场的脉冲宽度窄，注入组织的能量很低，不会对周围组织产生损伤。

目前，脉冲电场用于肿瘤消融的疗法基本分为三种方法：毫秒脉冲电穿孔疗法、微秒脉冲不可逆电穿孔治疗技术、纳秒脉冲治疗肿瘤技术。

（一）毫秒脉冲电穿孔疗法

电穿孔（electroporation，EP）是指将脉冲宽度为毫秒（ms）、微秒（μs）级，电场强度在1 kV/cm以下的脉冲电场作用于生物细胞时，使得短时间内细胞膜跨膜电位急升，进而导致细胞膜脂质双分子层发生逆转，在细胞膜上形成暂时的亲水性孔隙的现象。电穿孔可大大增强细胞膜的通透性，以利于平时不能通过细胞膜的化疗药物进入胞内，并且如脱氧核糖核酸（DNA）、核糖核酸（RNA）、抗体和荧光探针等大分子此时都能够通过细胞膜进入细胞内被细胞吸收。

电脉冲化疗就是利用脉冲电场的电穿孔现象和化疗药物如博来霉素、顺铂等结合起来使用的一种肿瘤治疗方法。这种方法可以降低化疗药物的使用剂量，相比于全身化疗，具有效率较高、对正常组织损伤小、全身不良反应轻等特点；但是这种方法并不是直接杀死癌细胞，而是起到增强化疗药物疗效的作用，不能从根本上避免化疗药物对人体的不良反应。

（二）微秒脉冲不可逆电穿孔治疗技术

微秒（μs）脉冲不可逆电穿孔治疗（irreversible electroporation，IRE）技术是一种可以用于肿瘤消融的新技术，是指将脉冲宽度为毫秒级、电场强度1～3 kV/cm的脉冲电场作用于生物细胞时，使得细胞膜跨膜电位急剧增加，进而导致细胞膜脂质双分子层重新排列，最终形成永久性的亲水性微孔，导致细胞死亡。

电穿孔分为可逆和不可逆电穿孔。毫秒脉冲产生的电穿孔在外加电场撤去后细胞膜能够恢复至常态的，称为可逆电穿孔（reversible electroporation，RE）；微秒脉冲产生的电穿孔在外加电场撤去后细胞膜无法恢复且发生破裂的，称为不可逆电穿孔。如图3-3所示。

（三）纳秒脉冲治疗肿瘤技术

纳秒（ns）脉冲治疗肿瘤技术是指脉冲宽度只有几到几百纳秒、电场强度超过10 kV/cm的高压纳秒电脉冲，以上百次剂量作用于肿瘤细胞，导致细胞内部（如细胞核、线粒体等）出现一系列的功能性改变，产生大量微核，同时诱导细胞发生程序性死亡（programmed cell death，PCD），也称为凋亡（apoptosis）技术。

相比传统的毫秒和微秒脉冲电场的电穿孔现象，纳秒脉冲电场能产生吉（10^9）瓦级的高功率、纳秒级的脉冲宽度和10 kV/cm的高电场强度，纳秒脉冲电场的脉冲宽度小于细胞外膜的充电时间，可以在细胞膜完全充电之前跨膜入核，从而不产生电穿孔直接作用于亚细胞结构，诱导肿瘤细胞凋亡。纳秒脉冲电场治疗肿瘤不需要毒性化疗药物的参与就能通过诱导细胞凋亡让肿瘤组织缩小甚至消失，同时还能避免炎症、溃疡和药物的不良反应，对于肿瘤治疗具有特别重要的意义。

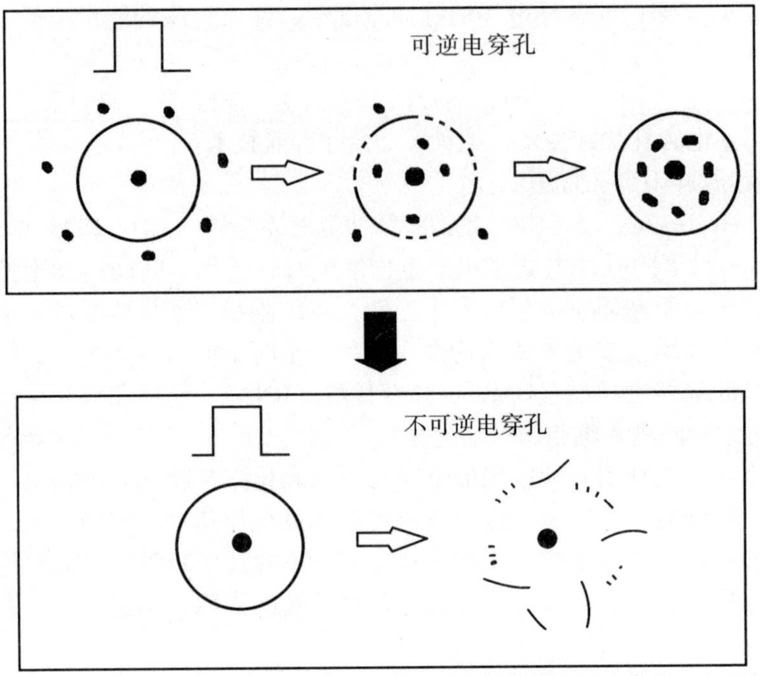

图3-3 不可逆电穿孔示意图

三、脉冲电场治疗肿瘤的物理模型

(一)等效介电模型及其等效电路

综合来看,脉冲电场产生的细胞内外膜跨膜电位变化并引起细胞响应被认为是脉冲电场生物电效应的主要部分。根据作用于细胞组织的脉冲电场的电参数的不同,脉冲电场靶向作用于不同的细胞微结构,从而产生毫秒脉冲引起的可逆性电穿孔效应、微秒脉冲引起的不可逆电穿孔效应或者纳秒脉冲诱导细胞凋亡效应等。

基于细胞等效介电模型,来研究细胞内外膜跨膜电位的变化是目前主要的研究方向。此模型是Schwan等人在研究组织和细胞悬液的电场特性时最先提出的球形细胞单层介电模型[图3-4(a)];Schoenbach等人提出哺乳类动物细胞膜是由脂类、蛋白质、糖类等组成的,和以电解质水溶液为主的细胞质相比电导率小得多,因此在细胞等效单层介电模型的基础上提出了相应的等效电路[图3-4(b)]。

因为细胞膜内还有细胞质、细胞核、线粒体等,细胞可以等效为有介质特性的细胞膜或核膜包围着易导电的细胞质或核质。为了更准确真实地研究在不同脉冲宽度的脉冲电场作用下细胞的生物电学效应,Joshi等人提出了球形细胞双层介电模型[图3-5(a)],图中$E(t)$为外加电场,箭头表示电场方向,R_c和R_n分别表示细胞、细胞核的半径,d_m和d_n分别表示细胞膜、核膜的厚度,γ_{nc}、γ_{nm}、γ_c、γ_m、γ_o分别表示核质、核膜、细胞质、细胞膜和细胞外介质的电导率,ε_{nc}、ε_{nm}、ε_c、ε_m、ε_o分别表示核质、核膜、细胞质、细胞膜和细胞外介质的介电常数,θ是极轴方向和外加电场方向的夹角。

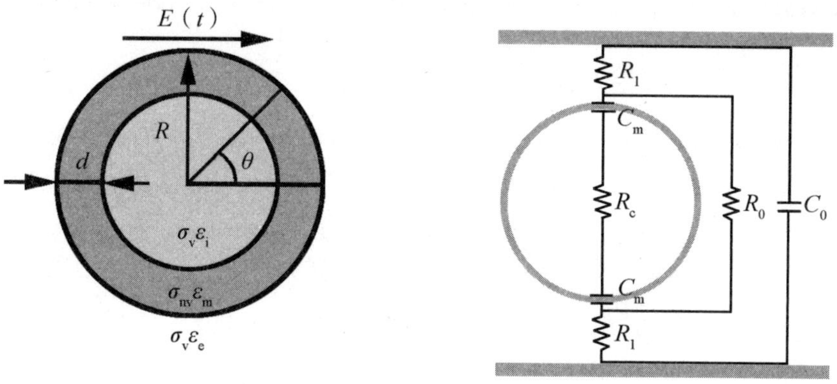

（a）细胞单层介电模型　　（b）细胞单层介电等效电路

图3-4　细胞单层介电模型及其等效电路

Schoenbach等人同时考虑了细胞膜和核膜、细胞质和核质的电导率的大小关系，在细胞等效介电模型的原理上建立了双层介电等效电路［图3-5（b）］。

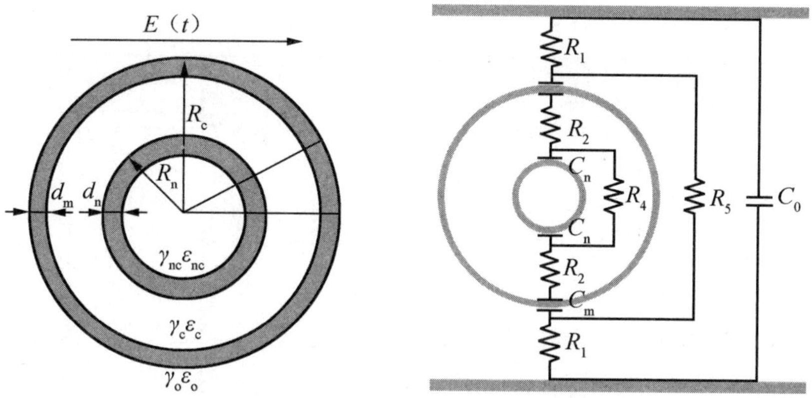

（a）细胞双层介电模型　　（b）细胞双层介电等效电路

图3-5　细胞双层介电模型及其等效电路

构建细胞单层和双层介电模型，可以定量地研究受脉冲电场作用后细胞膜及细胞器膜的跨膜电位变化，以便为脉冲电场引起具体的何种生物电效应的脉冲电参数优化提供理论指导。

（二）脉冲宽度-跨膜电位窗口效应

不同脉冲宽度的脉冲电场具有不同的频谱分布，分别靶向性作用于细胞的不同部位（图3-6），外电场为方波脉冲电场（脉冲宽度τ，电场强度E）时，相当于细胞输入信号，根据细胞双层介电等效电路模型，计算出脉冲结束时细胞内外膜的跨膜电位（θ=0处）：

$$\Delta\varphi_m = 1.5\times10^{-5}\times E\times\left(1-0.996e^{-\frac{\tau}{0.3\times10^{-6}}}\right) \tag{3-1}$$

$$\Delta\varphi_{nm} = 2.5\times10^{-7}\times E\times\left(1-30.991e^{-\frac{\tau}{0.018\times10^{-6}}}+30.14e^{-\frac{\tau}{0.018\times10^{-6}}}\right) \tag{3-2}$$

当电场强度E =1 kV/cm时，绘制的细胞内外膜跨膜电位与脉冲宽度的关系曲线如图3-7所示。

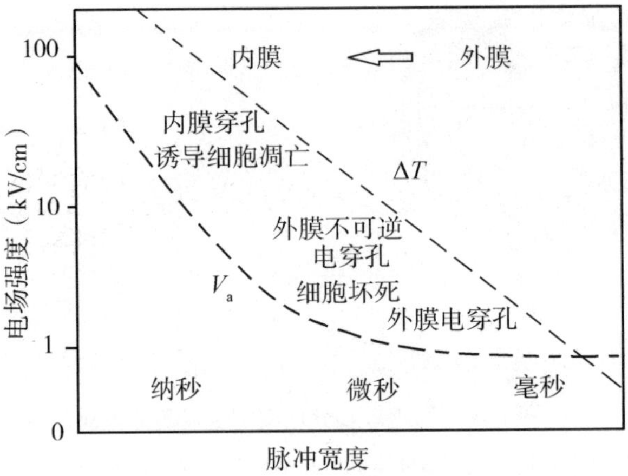

图3-6　脉冲宽度-电场强度-细胞生物学效应窗口关系

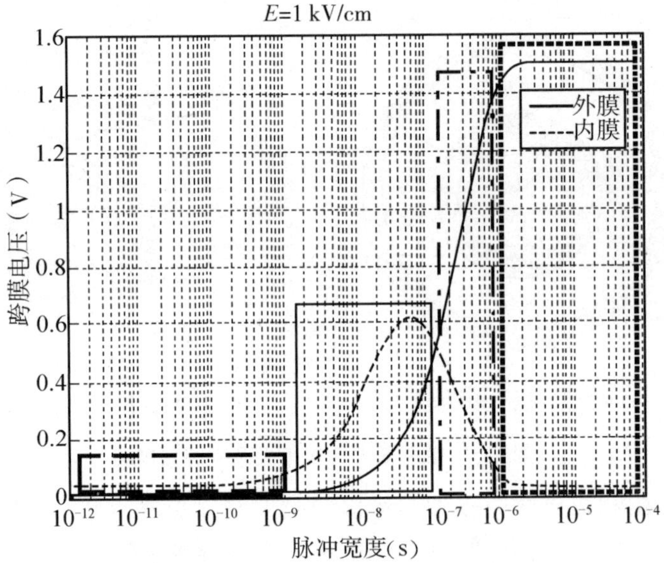

图3-7　内外膜跨膜电位与脉冲宽度的关系曲线

1.脉冲信号的脉冲宽度大于10^{-6} s

大量的低频分量主要作用在具有低通滤波特性的细胞膜上。0.7 kV/cm左右的电场强度就可使外膜跨膜电位大于穿孔阈值，诱导细胞膜电穿孔。

2.脉冲信号的脉冲宽度在10^{-9}～10^{-6} s范围内

纳秒脉冲则相对具有较多的高频分量，容易透过细胞外膜而主要作用于细胞内部比较大的细胞器（比如细胞核），穿膜入核有利于产生细胞核穿孔诱导细胞凋亡。

郭飞引入了反映频率色散效应的一阶德拜模型，以及电穿孔阶跃模型形成全电路等效模型。在此模型基础上，当外加电场频率较低时，电场主要施加于细胞膜；随着外加电场频率的增加，电场将同时作用于细胞膜和核膜；当电场频率增加到一定程度时，电场将同时作用于细胞膜、核膜和线粒体膜等细胞器膜。进而诱发相应的生物电效应。也就是说，外加电场强度足够大时，细胞膜、核膜和线粒体等细胞器膜依次发生电穿孔，即产生各种不同的生物电效应（图3-8）。

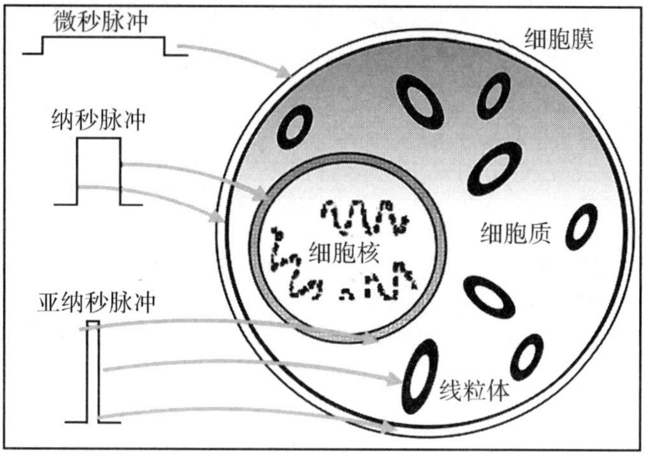

图3-8　不同脉冲宽度的脉冲电场靶向作用

纳秒脉冲电场具有较高的频谱，可以绕膜入核作用于细胞核膜。一些研究已经证实了此观点，Buesche等人发现纳秒脉冲可以使溶酶体膜溶解、胞内钙离子释放；Chen等人发现脉冲宽度为300 ns、电场强度为40 kV/cm的纳秒脉冲处理裸鼠黑色素瘤模型后，出现胱天蛋白酶（caspase）和生长因子的释放。也有证据表明纳秒脉冲电场同样在细胞膜上有电穿孔现象。Beebe进一步的研究表明细胞膜有关的凋亡途径参与纳秒脉冲诱导肿瘤凋亡；Xiao等人在500 ns、10 kV/cm的纳秒脉冲处理后，细胞膜上出现大量微孔。

（三）纳秒脉冲电场用于肿瘤消融的机制和优势

纳秒脉冲电场治疗肿瘤技术是在IRE的基础上研究起来的，但与IRE使细胞坏死的生物学机制不同，高压纳秒脉冲是通过靶向诱导肿瘤细胞凋亡的方式来消融肿瘤细胞。

细胞坏死与细胞凋亡是多细胞生物细胞死亡的两种不同形式，前者是细胞受到强烈理化或生物因素作用引起细胞无序变化的死亡的过程，后者是细胞在一定的生理或病理条件下，遵循自己的程序，细胞自身结束生命的过程。使肿瘤细胞坏死难以达到完全治愈的目的，复发的可能性较高，同时会带有严重的副作用；而靶向凋亡肿瘤组织细胞，能使肿瘤细胞组织缩小甚至消失，减少了对正常细胞的损害并降低了治疗过程的不良反应。

纳秒脉冲电场使细胞凋亡的生物学作用机制的研究较为初步，目前总结的研究成果：①纳秒脉冲电场致细胞膜通透性的改变；②纳秒脉冲电场致磷脂酰丝氨酸转位；③纳秒脉冲电场致细胞内源性凋亡；④纳秒脉冲电场致细胞外源性凋亡；⑤纳秒脉冲电场致细胞坏死；⑥纳秒脉冲电场激发细胞自噬；⑦纳秒脉冲电场破坏细胞骨架。

已经有足够多的研究表明，纳秒脉冲电场用于临床肿瘤治疗具有非常诱人的应用前景，既能展现以前众多肿瘤治疗技术存在的优点，也能解决以前肿瘤治疗技术存在的问题。未来的脉冲电场技术和生物医学发展将会有更多的学科相互交叉、渗透、融合，会有越来越多的知识碰撞与发展，激发科研人员的灵感。

但是，脉冲电场用于肿瘤治疗的生物电效应机制研究工作还很有限，现有的理论模型较为简单、缺乏系统性，需要更加准确、精确的研究理论模型和量效关系规律分析；同时需要更加系统化、完整化地解释脉冲电场产生细胞凋亡的生物学作用机制。

（吕维敏）

第四章　脉冲电场的类型和产品

基于电穿孔的抗肿瘤治疗主要有不可逆电穿孔和电化学治疗两个大类，都是依靠典型的微秒时长的短电脉冲。随着硬件的发展，脉冲可以压缩到纳秒级别，这会引起细胞膜的超电穿孔，从而可以不联合药物而单独用于实体肿瘤的消融治疗。此外，恒流、射频电磁场和其他类型的脉冲，也可用于临床或临床前试验研究。在电化学疗法中，细胞膜可逆电通透，使得非渗透或低渗透的抗癌药物被摄入细胞，提高药物杀伤肿瘤细胞的效果。单独使用脉冲电场消融肿瘤，起杀伤作用的是高压脉冲电场。在脉冲电池配合药物进行肿瘤治疗的方案里，起杀伤作用的是局部或全身使用的抗肿瘤药物。

第一节　脉冲电场肿瘤治疗方法

一、手术电刀

手术电刀是目前所有外科手术室都使用的常规手术工具，用于组织切开分离，对小血管进行止血等。

二、电穿孔技术

电穿孔技术是对细胞和组织进行“通透”电脉冲处理，是“可逆的”电穿孔，目的是将分子从细胞外环境移动到细胞内环境中去，外加电场可以使细胞膜瞬时通透，让原本无法通过细胞膜的分子进入细胞，这需要找到合适的条件来实现所有处理细胞达到电通透的同时但不伴随细胞死亡。在体外，通过实验性的“尝试和错误”优化程序，找到细胞可逆通透的条件。而在动物体内实验中，除了使用相同的实验手段，还需要了解组织中的电场分布的模型，来达到相似水平的通透性和安全性。

三、射频消融

射频消融在肺和肝脏肿瘤的临床治疗中能发挥巨大作用，是目前临床上使用最广泛的局部消融手段。它是基于高功率射频电磁场的加热技术，通过对病灶局部加热，引起蛋白质和其他生物分子的变性死亡。加热变性区与周边未处理组织的边界清楚，治疗计划步骤允许治疗优化。操作需要精准定位。它的主要缺点是其凝固坏死的组织几乎不能被人体清除，处理过的肿瘤残余物消失缓慢。

四、电化学处理

电化学处理是在生物组织中的两个电极之间施加一个恒定的电流，造成在阴极和阳极之间发生一系列的电化学反应。使用金属材料做成电极，电流的电子进出会产生可破坏生物组织的活性氧，电极周围的pH值会发生剧烈变化。这种电场使用每厘米几伏的低电压，以很低的电流恒流作用几分钟或几小时，这种低电场伴随低电流不会产生破坏性的热效应。

五、肿瘤热疗

肿瘤热疗是采用温和上升的方式使温度达到43～45 ℃，该温度下诱导细胞自杀，使肿瘤消退，同时对正常组织没有热破坏。这种局部加热肿瘤的手段，可以通过不同频率的电磁场来达到。这种方法本来是一个非常温和安全的消灭肿瘤的手段，但缺点是热量也会传递到周围的组织，血液的流动使得很难控制局部加热，当局部温度达到某一值时，人体大脑中下丘脑的体温调节中枢会降低全身的温度。

六、纳秒脉冲的治疗

纳秒脉冲的治疗是指采用亚微秒级的持续时间和非常高的电场的电脉冲来治疗肿瘤小结节。例如，采用60 ns和300 ns持续时间的脉冲，分别在电极间距0.15 cm的6.5 kV的电场或大于20 kV/cm的电场下处理细胞。纳秒脉冲电场可以同时诱导细胞凋亡和细胞电穿孔。

第二节　电气设备设计和制作

在各种脉冲电场技术中，关键点是对肿瘤进行有效覆盖的电场。在临床前和临床实验中发现，脉冲电场治疗后少见出血的情况，如果电脉冲适当的话，即使拔出插入肝脏的针头也不会引起出血。在肌肉中，如果肌纤维达到可逆电通透，电脉冲将引起只持续一两分钟的生理性的血管闭塞。这些均有助于抗肿瘤治疗。

脉冲电场引起的细胞死亡还会提高肿瘤免疫原性的炎症过程。这个免疫应答，可以被Toll样受体-配体或白细胞介素-2提高，提高到一定程度时，脉冲电场和这些免疫调节分子的组合可以产生全身性系统抗肿瘤效果。

脉冲电场治疗技术在临床发展遵循以下三个步骤。

（1）第一步，开发临床批准［CE标示（欧洲合格认证）］的设备，在脉冲传输后，其屏幕上能显示实际应用电压和脉冲时电极实际传输电流，设备需允许医生对电脉冲应用进行实时控制，并提供完全覆盖肿瘤的电极，而这些往往与治疗成功的把握相关联。

（2）第二步，开展多中心前瞻性的临床试验，在实践中制定并提高脉冲电场疗法的标准操作程序。

（3）第三步，向临床医生介绍新技术和方法，并制定医生容易遵循的临床实践指南。

第三节　脉冲电场的治疗计划和数字模型

类似于放射治疗，脉冲电场治疗也需要制订治疗计划。治疗计划涉及解剖知识和医学成像知识，需要对局部治疗电场进行高效和准确的数字模拟。这类治疗方法是局部的——靶向一定体积的组织，并尽量不影响其余的组织。在脉冲电场消融治疗前，还需要研究人员测量离体人体组织的平均电特性，组织性质和组织特异性阈值是制订计划的关键参数。只有获得这些关键参数后，脉冲电场治疗才能精确模拟治疗过程，计算电场覆盖，从而提高治疗精度。

选择适当的数学模型和适当优化算法在脉冲电场的治疗计划里非常重要，决定哪些参数应该运用算法优化同样重要。目前，可行的方案多是结合了随机优化算法的数字模型。预计治疗时电场的分布时，除了电场分布以外，还需要对热效应建模，以保证电场覆盖的组织产生的是非热消融，避免损伤正常组织。

第四节　脉冲发生治疗器

纳秒脉冲会导致细胞在细胞膜不击穿情况下出现内部凋亡现象，根据这一原理，可以设计发明脉冲发生治疗器，产生高电压窄压缩的脉冲能量，并且采用陡化脉冲上升缘的技术，精确调节脉冲宽度，减少热效应，使得肿瘤细胞凋亡，控制脉冲作用时间，不产生热效应，不损伤周围正常组织。以这种思路设计的便携式纳秒脉冲发生器，可以应用于肿瘤治疗。

工程上可以采用多种方式实现高压纳秒脉冲，目前常用的有Marx发生器、传输线脉冲发送器、等效LC脉冲发送器等。Marx发生器采用电容器静电储能的方式，其工作原理可概括为“电容并联充电，串联放电”。近20年来，随着电容等储能器件及开关器件的飞速发展，Marx发生器的性能也有了很大改进，电压和储能密度均提高了许多倍，但是其上升沿和下降沿相比其他种类脉冲发送器不能做得很陡。

传输线脉冲发送器可以由单段或两段高压同轴电缆组成，分别称为单传输线型脉冲发生器和Blumlein脉冲发生器。单传输线型脉冲发生器在负载上产生的纳秒脉冲宽度为Blumlein脉冲发生器的一半。利用传输线形成脉冲电路能够比较方便地获得具有纳秒宽度的高压脉冲，且损耗小，不均匀性对信号输出的影响不是很大。但脉冲宽度和负载阻抗的调节都比较困难。当要求改变脉宽时，必须改变传输线长度，当改变负载阻抗时，将引起脉冲电压和电流的变化，并且出现附加反射脉冲，这为实际商业化应用带来困难。

等效LC脉冲发送器采用集中参数的电容和电感来模拟传输线，可以方便地实现较宽的高压纳秒脉冲波，脉冲发生器重复性、兼容性好，又便于制造。可根据需要增加或减少网络级数而增加或减少输出脉冲宽度，且不影响脉冲形成网络阻抗，输出脉冲幅值也方便可调，因而具有很大的应用潜力。其缺点是在脉冲开始和结束时会有一个大幅度的过冲，为了较好地近似一个方形脉冲，所需要的元件数会比较多。

（吴斌，林晨）

第五章　电磁相关医疗器械的临床使用及安全管理

第一节　医疗器械的定义及分类

一、医疗器械的定义

我国颁布的《医疗器械监督管理条例》（2017年修订版）对医疗器械做出如下定义：医疗器械，是指直接或者间接用于人体的仪器、设备、器具、体外诊断试剂及校准物、材料，以及其他类似或者相关的物品，包括所需的计算机软件。其效用主要通过物理等方式获得，不是通过药理学、免疫学或者代谢方式获得，或者虽然有这些方式参与但是只起辅助作用。其目的是：疾病的诊断、预防、监护、治疗或者缓解；损伤的诊断、监护、治疗、缓解或者功能补偿；生理结构或者生理过程的检验、替代、调节或者支持；生命的支持或者维持；妊娠控制；通过对来自人体的样本进行检查，为医疗或者诊断目的提供信息。

二、医疗器械的分类

我国对医疗器械按照风险程度实行分类管理，具体如下。

第一类是风险程度低，实行常规管理可以保证其安全、有效的医疗器械。

第二类是具有中等风险，需要严格控制管理以保证其安全、有效的医疗器械。

第三类是具有较高风险，需要采取特别措施严格控制管理以保证其安全、有效的医疗器械。

1997年国家医药管理局颁布的《医疗器械分类目录》制定了医疗器械分类目录和确定新的医疗器械的管理类别，覆盖各类医疗器械的分类原则和分类细目。根据结构特征的不同，医疗器械分为无源医疗器械和有源医疗器械；根据是否接触人体，医疗器械分为接触人体器械和非接触人体器械；根据不同的结构特征和是否接触人体，医疗器械的使用形式包括无源接触人体器械、无源非接触人体器械、有源接触人体器械、有源非接触人体器械。医疗器械分类的具体判定可以依据“医疗器械分类判定表”。无源接触人体器械包括：液体输送器械、改变血液体液器械、医用敷料、侵入器械、重复使用手术器械、植入器械、避孕和计划生育器械（不包括重复使用手术器械）、其他无源接触人体器械；无源非接触人体器械包括：护理器械、医疗器械清洗消毒器械、其他无源非接触人体器械；有源接触人体器械包括：能量治疗器械、诊断监护器械、液体输送器械、电离辐射器械、植入器械、其他有源接触人体器械；有源非接触人体器械包括：临床检验仪器设备、独立软件、医疗器械消毒灭菌设备、其他有源非接触人体器械。

第二节　医疗器械的风险管理

医疗器械的风险普遍存在，风险的概念有两个组成部分，损害发生的概率和损害的后果，风险程度应当根据医疗器械的预期目的，通过结构特征、使用形式、使用状态、是否接触人体等因素综合判定，并依据《医疗器械　风险管理对医疗器械的应用》标准对医疗器械进行安全有效管理。风险管理贯穿于医疗器械的整个生命周期，用于风险分析、评价、控制和监视工作的管理方针、程序及其实践的系统运用，包括风险分析、风险评估和风险控制三个部分。

一、风险分析

风险分析是系统地运用可得资料判定危害并估计风险，是风险管理中的首要因素和基础性工作。根据ISO 14971—2007（《医疗器械　风险管理对医疗器械的应用》）标准中评价风险的指导性原则可将医疗器械的风险分为六个方面：设备属性、物理风险、设备特性、安全性能、致死状态和使用频率，用量化分值的方法进行初步评估。风险分析过程分为三个步骤：医疗器械预期用途或预期目的和安全性有关特征的判定；判定已知的和可预见的危害；估计每种危害的风险和编写风险分析报告。

二、风险评估

风险评估是在风险分析的基础上根据给定的现行社会价值观，对风险是否达到可接受水平判断。风险评估按照风险可接受准则判定每个危害的风险，并确定其风险水平，判断风险的可接受水平。目前，风险评估的方法是制定风险可接受性准则的方法和思路，做出风险可接受性决策，检查所有风险可接受决策。

三、风险控制

风险控制是风险管理中最重要的活动，根据风险分析和评估做出决策并实施保护措施，以便降低风险或把风险维持在规定水平的过程。医疗器械在使用过程中的风险控制是减少风险的重要环节，对可能产生的风险可做如下考虑：医护人员应在设备开机前做全面检查，开机后观察设备自检情况，确保设备正常运行；医护人员应加强医疗器械培训教育工作，严格按照说明书或技术规范操作；对于放射类、电离辐射、电磁辐射的医疗器械应加强防护、隔离措施，定期检查设备状态；对不同类型的医疗器械定期进行物理安全、电气安全、生物安全的检查。

第三节 射频消融设备使用实例

一、射频消融设备简述

射频消融设备在医疗器械分类目录中属于6825医用高频仪器设备，除了作用于皮肤表面外，其他部位的射频设备均按照高风险的三类医疗器械管理。所有的射频消融设备均由电极针、皮肤电极、电发生器、测控单元、计算机组成并构成一个闭合回路，根据组织的温度、阻抗的变化自动调节输出功率，可使组织产生局部高温（70～95 ℃），并快速、准确地凝固坏死组织，且在热疗区内正常细胞可恢复，具有微创、安全、高效、精确等优点。

二、射频消融的治疗原理

射频是一种高频电磁波，其频率高达150 kHz，频率范围一般在100 kHz～27 MHz。人体体液中含有大量的电解质，如离子、水、胶体微粒等，人体主要依靠离子移动传导电流。在高频交流电的作用下，离子的浓度变化方向随电流方向为正负半周往返变化。在高频振荡下，两电极之间的离子沿电力线方向快速运动，由移动状态逐渐变为振动状态。由于各种离子的大小、质量、电荷及移动速度不同，离子相互摩擦并与其他微粒相碰撞而产生生物热作用。由于射频对组织具有生物热效应，射频电流流经人体组织后，正常组织和肿瘤组织都会吸收电磁波能量，但是由于肿瘤组织散热差，导致肿瘤组织温度高于其邻近正常组织，加上癌细胞对高热敏感，致使癌细胞内外水分发生蒸发、干燥，从而导致癌细胞凝固坏死，而且不会产生更多的不良反应。

三、射频消融设备的类型及特点

目前射频消融设备在妇科、皮肤科、血管疾病的治疗等领域被广泛应用，其微创新技术在实体肿瘤的治疗上也不断发展，并取得了显著效果。临床中所用的射频治疗设备的工作原理相同，只是在电极设计、作用部位及监测指标方面和射频消融仪器在使用功率上有差别。常见的射频治疗设备包括妇科射频消融治疗仪、肝脏射频消融治疗设备、心脏射频消融治疗设备、耳鼻喉射频消融设备等。

（一）妇科射频消融治疗仪

妇科射频消融治疗仪由射频发生器、测控单元、手术电极、中性电极等组成，手术电极一般为针状、圆头状、杆状，根据控制方式分为温度控制和温度/负载阻抗控制，其主机功率一般在200～300 W，负载阻抗适用范围为30～100 Ω。该治疗仪的主要工作过程是在B超引导下利用高频振荡电极直接将频率为500 kHz左右的射频能量，传递到靶组织并产生生物高热效应，当局部温度超过45～50 ℃时，细胞蛋白变性，细胞内外水分丧失，从而导致组织凝固坏死，以达到靶组织的凝固、变性、坏死和脱落，并起到良好的治疗效果。其特点是稳压电源供电功率大，温度测量及控制精度高；测控单元可根据监测组织的阻抗和温度的变化自动调节输出功率，并快速、准确地凝固坏死组织；妇科微创还具有在术中直观易察，不会切到任何正常组织，可完整地保留子宫和盆腔结构的优点。射频消融除了能有效地清除子宫肌瘤外，还能治疗宫颈病、子宫出血、外阴及生殖道囊肿和增生性等疾病，治疗效果非常理想。

（二）肝脏射频消融治疗设备

肝脏射频消融治疗设备主要由主机、具有温度监测功能的消融电极、射频发生器、中性电极及连接线和脚踏开关等组成，主机功率一般在200～300 W，负载阻抗适用范围为30～100 Ω，消融电极具有单针和多针等形式。由于肝脏消融作用的瘤体体积有限，通常采用针状花伞电极，电极针插入肝脏病变部位后，通过输出一定频率的射频将能量传递到肝脏实体肿瘤靶组织，使病灶局部组织产生高温、干燥，最终达到靶组织的凝固、变性、坏死的治疗目的。基于微创肿瘤原位治疗技术的射频消融术在肝脏肿瘤的治疗中呈现出诸多优点，采用针状花伞电极，工作时可使组织高温受热更均匀；具备超出上限温度报警并自动切断射频输出功能，并做出提示。射频消融针使肿瘤组织形成3～5 cm的球形坏死范围，对其余肝组织影响很小，且术后恢复快，并发症少。

（三）心脏射频消融治疗设备

心脏射频消融治疗设备由主机、心脏射频消融导管及连接电缆、中性电极及连接线、脚踏开关等组成，主机功率一般为50～150 W，负载阻抗适用范围为30～200 Ω，控制温度范围在40～120 ℃。心脏消融电极一般都为心脏消融导管，通过介入方式将电极导管经动脉或静脉血管送入心腔的特定部位，输出频率为500 kHz左右（500 kHz不得用作治疗的工作频率）的射频能量传递到心脏靶组织，靶组织出现凝固、变性、坏死，最终脱落，达到失去电生理传导功能的治疗目的，其主要用于治疗有明确临床症状及心电资料证实的心律失常。该治疗仪的特点是温度测量及控制精度高，可实现双温度控制导管，实时检测和显示导管近端及远端的温度；结合手术需要及患者实际情况进行高、低阻抗范围的设置，当阻抗范围超出400 Ω时，仪器自动关断输出，避免碳化的现象发生。

四、射频消融设备的安全措施

射频消融设备在投入临床使用前应由厂家或者医学工程部的专业工程师对临床医护人员进行全面培训，包括设备的外观、参数、工作原理、操作流程及安全使用措施、维护保养等，培训结束后现场考核，只有在考核合格后才能使用设备。使用设备前1～2 d须对仪器的可靠性及安全性进行全面检查，以确保患者绝对安全；治疗时进行漏电流测量，小于10 μA为正常范围；需注意，测量过程中应在未连接测量线前去除空间感应影响值；设备的接地电阻应当小于4 Ω，与防雷接地采用共同接地时，接地电阻不应大于1 Ω。

手术前，需检查背部电极的整个表面，电极应尽可能靠近手术区域，并与患者身体有良好的接触；为防止患者接触接地的金属部件或对地电容相当大的金属部件，应使用防静电帘幕，并避免患者皮肤间的接触；连接消融电极的电缆不应接触患者或者其他电缆；所有附件必须定期进行目视检验，以杜绝导线绝缘层破损；在射频消融仪接通时不要连接或断开射频消融仪，否则可能会造成故障或永久性的损伤。

五、射频消融设备的保养维护

除了作用于皮肤表面，作用于其他部位的射频消融设备均具有较高的风险，尤其是心脏射频消融设备，其对安全性和稳定性要求很高。对射频消融设备进行及时检查与定期维护十分重要，可以发现设备使用中潜在的安全隐患，减少故障的发生，确保设备处于良好的运行状态。常见的射频消融设备的保养维护工作有：

（一）环境检查

射频消融设备对环境要求严格，除了安装在安全的平面上之外，设备需要在一定的温度及湿度条件下存放，以避免设备受湿气、污染物等的影响；同时还需要做好防高温、防尘等工作，避免接触易燃、易爆物质。

（二）设备清洁

设备使用前后，需选择不易燃、不易爆的药剂进行清洗和消毒，并用软布对前面板进行擦拭；设备配套附件如温控消融导管的连接电缆、背部电极的连接电缆、接头等必须在使用前后进行清洗和灭菌，电缆不应紧绕在脚踏开关上。

（三）定期检查设备外观

检查设备附件是否有破损，及时更换易损配件，对各电缆接头、插孔进行紧固；检查所有开关、按键的可操作性，所有指示灯是否正常工作；定期检查设备底端的风扇进风口，防止过量粉尘和碎屑堆积。

（四）制订PM计划

根据设备风险等级及厂家使用说明书和相关资料制订预防性维护计划（preventive maintenance，PM），定期进行预防性维护工作，并做好相关记录。除了对设备进行外观检查外，还需要对设备内部的电气部分和机械部分进行清洁；对说明书中规定需要定期更换的配件进行检查更换；对设备进行性能测试校正，检查各项主要性能指标是否在正常工作范围内，并根据医用电气设备安全的国家标准GB 9706.1—2007（《医用电气设备 第一部分：安全通用要求》）进行电气安全检测。

第四节 医院使用医疗器械的安全原则规定法规

医疗器械的临床安全直接关系到患者和医护人员的身体健康和生命安全，其安全与性能的基本要求是医疗器械实施监督管理的核心。为确保医疗器械的安全、有效，降低医疗器械的临床使用风险，提高医疗质量，国家制定了一系列严格的政策法规。根据ISO 14971—2007（《医疗器械 风险管理对医疗器械的应用》）标准中对医疗器械的安全做出的定义：安全，是指免除于不可接受的损害风险，而损害又指身体创伤或对人体健康造成的伤害，或对财产或环境的损坏，其实质是指对人体健康和医疗器械及其周围财物的安全。以下从医疗器械临床使用的安全性出发，结合医疗器械政策法规的要求，提出医疗器械临床使用安全的相应措施，进而规范医疗器械的安全性和有效性。

（一）医疗器械的临床使用安全管理制度

医疗器械在医院临床使用中的作用日益突出，2010年我国颁布的《医疗器械临床使用安全管理规范（试行）》对医疗器械的临床使用安全做了全面、系统的管理规定。《医疗器械临床使用安全管理规范（试行）》第二条规定，医疗器械临床使用的安全管理，是指医疗机构医疗服务中涉及的医疗器械产品、人员、制度、技术规范、设施、环境等的安全管理。医疗机构应当依据该安全管理规范制定医疗器械临床使用安全管理制度，建立健全本机构医疗器械临床使用安全管理体系。二级以上医院应当设立由院领导负责的医疗器械临床使用安全管理委员会，委员会由医疗行政管理、临床医学及护理、医院感染管理、医疗器械保障管理等相关人员组成，指导医疗器械的临床安全管理和监测工作。

（二）医疗器械使用的全过程监管

医疗机构应当建立医疗器械采购论证、技术评估和采购管理制度，确保采购的医疗器械符合临床需求；建立医疗器械验收制度，验收合格后的医疗器械方可应用于临床；按照国家分类标准编码的要求，对医疗器械进行唯一性标识，并妥善保存高风险医疗器械购入时的包装标识、标签、说明书、合格证明等原始资料，以确保这些信息具有可追溯性；对医疗器械采购、评价、验收等过程中形成的报告、合同、评价记录等文件进行建档和妥善保存，保存期限为医疗器械使用寿命结束后5年以上；对在用医疗器械的预防性维护、检测与校准、临床应用效果等信息进行分析与风险评估，以保证在用医疗器械处于完好与待用状态，保障所获临床信息的质量。医疗机构应当定期对本机构医疗器械使用的安全情况进行考核和评估，形成记录并存档。

（三）医疗器械临床操作管理

《医疗器械临床使用安全管理规范（试行）》第十五条规定，在医疗机构从事医疗器械相关工作的技术人员，应当具备相应的专业学历、技术职称或者经过相关技术培训，并获得国家认可的职业技术水平资格；对医疗器械临床使用技术人员和从事医疗器械保障的医学工程技术人员建立培训、考核制度；组织开展新产品、新技术应用前规范化培训，开展医疗器械临床使用过程中的质量控制、操作规程等相关培训，建立培训档案，定期检查评价；医疗机构临床使用医疗器械应当严格遵照产品使用说明书、技术操作规范和规程，对产品禁忌证及注意事项应当严格遵守，需向患者说明的事项应当如实告知，不得进行虚假宣传，误导患者；临床使用的大型医用设备、植入与介入类医疗器械的名称、关键性技术参数及唯一性标识信息应当记录到病历中。

（四）不良事件的监测与报告

根据《医疗器械不良事件监测和再评价管理办法（试行）》（国食药监械〔2008〕766号）中的定义，医疗器械不良事件指获准上市的质量合格的医疗器械在正常使用情况下发生的，导致或者可能导致人体伤害的各种有害事件。医疗器械管理人员在发现或者知悉应报告的医疗器械不良事件后，应当填写《可疑医疗器械不良事件报告表》，并向所在地省、自治区、直辖市的医疗器械不良事件监测技术机构报告；在向所在地省、自治区、直辖市医疗器械不良事件监测技术机构报告的同时，还应当告知相关医疗器械生产企业；医疗器械使用单位应建立并保存医疗器械不良事件监测记录，记录应当保存至医疗器械标明的使用期后2年，但不应少于5年。另外，根据《医疗器械临床使用安全管理规范（试行）》第十九条规定，医疗机构应当建立医疗器械临床使用安全事件的日常管理制度、监测制度和应急预案，并主动或者定期向县级以上卫生行政部门、药品监督管理部门上报医疗器械临床使用安全事件监测信息。

（张武）

第六章 电磁生物效应

第一节 脉冲电磁场的频谱特性

一、电磁场频谱

一般所称的电磁场是指电场、磁场和电磁场的总称。这三种场是有区别的，电场是由带电电荷所产生的，磁场是由流动的电流所产生的，电磁场是由变化的电场与变化的磁场交替感应所产生的。按电磁场交替变化的频率可以分为超低频（super low frequency，SLF）、特低频（ultra low frequency，ULF）、甚低频（very low frequency，VLF）、低频（low frequency，LF）、中频（medium frequency，MF）、高频（high frequency，HF）、甚高频（very high frequency，VHF）、特高频（ultra high frequency，UHF）、超高频（super high frequency，SHF）、极高频（extreme high frequency，EHF）、红外线、可见光、紫外线、X射线、γ射线，这些称为电磁频谱，如图6-1所示。

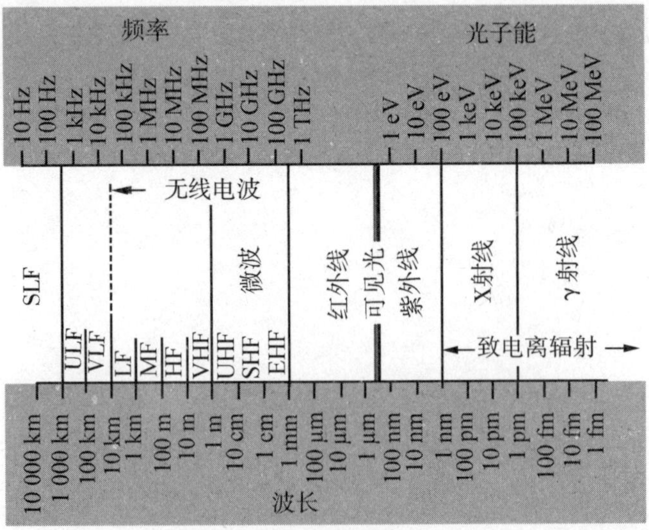

图6-1 电磁谱

射频电磁场是指频率在30 kHz ~ 300 GHz的电磁场，如表6-1所示。由于这个频段的电磁场具有强波动性，因此，射频电磁场也称射频电磁波。在应用上，射频电磁波的主要用途是通信，如移动通信、无线电广播、卫星通信等。

表6-1 无线电波的分类

分类	频率	波长
低频(LF)	30 ~ 300 kHz	10 ~ 1 km
中频(MF)	300 ~ 3 000 kHz	1 km ~ 100 m
高频(HF)	3 ~ 30 MHz	100 ~ 10 m
甚高频(VHF)	30 ~ 300 MHz	10 ~ 1 m
特高频(UHF)	300 ~ 3 000 MHz	1 m ~ 10 cm
超高频(SHF)	3 ~ 30 GHz	10 ~ 1 cm
极高频(EHF)	30 ~ 300 GHz	10 ~ 1 mm

电磁生物效应取决于生物体尺度、形状与电磁场的波长。根据国际癌症研究机构（International Agency for Research on Cancer，IARC）的报告，频率为3 ~ 3 000 Hz的超低频或特低频电磁场，如用于能源的工频（50 Hz或60 Hz）电磁场就属于超低频电磁场，波长大于100 km，远超人体尺度，是由场力作用来主导生物效应。射频电磁场的频率为30 kHz ~ 3 THz，频率大于30 MHz的射频电磁场的波长不大于10 m，可与人体尺度相比拟，是由波动作用来主导生物效应。

二、脉冲电磁场频谱

（一）电磁脉冲波

电磁脉冲波是指在短时间内电场或磁场突变后迅速回到其初始状态的过程，电场或磁场的变化可以反映在电压或电流的变化上。脉冲波是相对于连续波在整个周期内短时间发生的。脉冲波的参数包括脉冲幅度、脉冲宽度、上升时间、下降时间、脉冲周期、脉冲频率、占空比等，如图6-2所示。

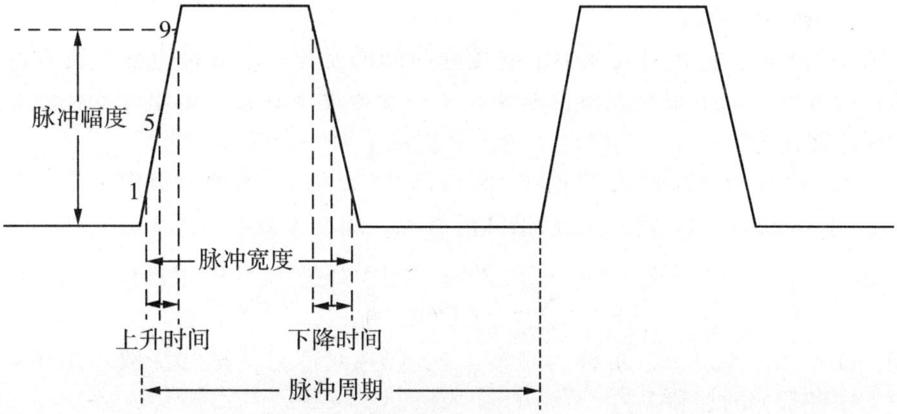

图6-2 电磁脉冲波

脉冲幅度是脉冲波从底部到顶部之间的数值；上升时间是脉冲波从10%脉冲幅度上升到90%脉冲幅度所经过的时间；下降时间是脉冲波从90%脉冲幅度下降到10%脉冲幅度所经历的时间；脉冲宽度，也称脉冲持续时间，是脉冲前、后沿分别等于50%

脉冲幅度时的时间间隔；脉冲周期是两个相邻脉冲之间的时间间隔，称为脉冲重复周期T，脉冲的重复频率$f=1/T$；占空比是脉冲宽度和脉冲周期的比值。

常见的脉冲波如图6-3所示。

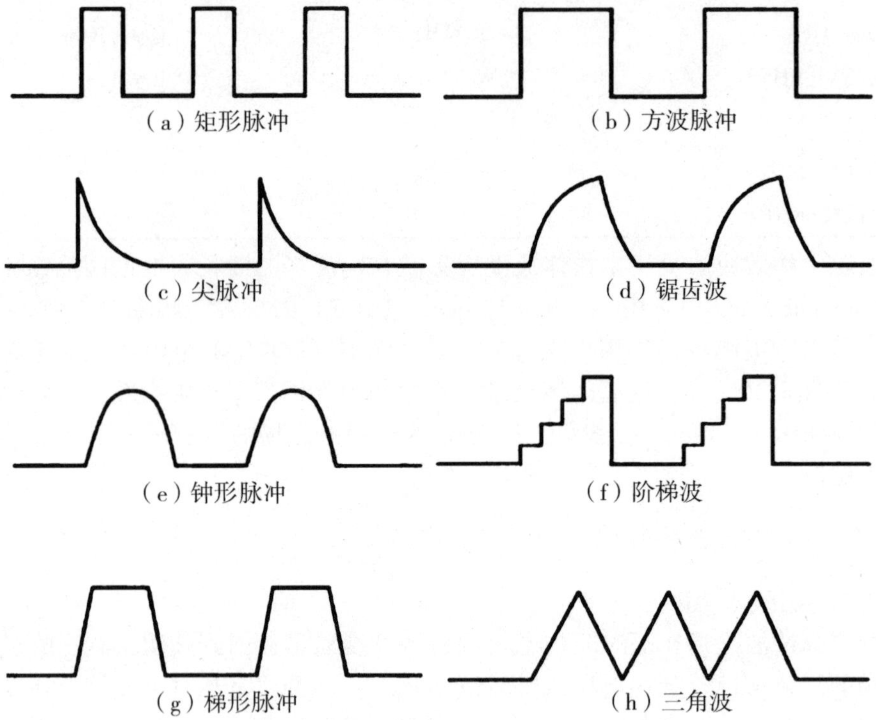

图6-3　常见的脉冲波

（二）脉冲波频谱

图6-2所示的是在时间域中电磁场随时间的变化。在脉冲电磁生物效应中，很多生物效应在时间域下很难观察，需要在另一个维度下观察。傅里叶变换就是将时间域电磁变化转换为频率域，为电磁生物效应提供了另一个观察方法。

设图6-2脉冲波随时间变化的时间域函数为$f(t)$，傅里叶级数表明，任意周期函数$f(t)$都可以描述为基波与高次谐波的叠加。周期函数可表述为

$$\begin{aligned} f(t) &= A_0 + A_1\cos\omega_1 t + A_2\cos\omega_2 t + \cdots + A_n\cos\omega_n t \\ &= A_0 + \sum A_i\cos(i\omega t + \varphi_i) \end{aligned} \tag{6-1}$$

式中，A_0，A_1，A_2，…，A_n称为频谱。式（6-1）称为傅里叶级数，图6-4展示了式（6-1）中各部分的加和。

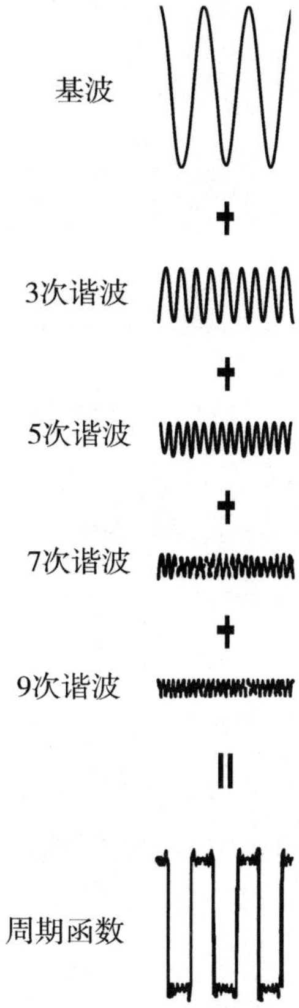

图6–4　傅里叶级数

式（6–1）中，$A_1\cos\omega_1 t$项中的ω_1与周期信号$f(t)$的角频率相同，即

$$\omega_1 = 2\pi\frac{1}{T} \tag{6–2}$$

ω_1称为基频，所对应的$A_1\cos\omega_1 t$项称为基波，A_1称为基波谱。$A_2\cos\omega_2 t$项中的ω_2是ω_1的2倍，ω_2称为2倍频，所对应的$A_2\cos\omega_2 t$项称为2次谐波，A_2称为2次波谱。依此类推，$A_n\cos\omega_n t$称为n次谐波，A_n称为n次波谱，ω_n称为n倍频。

根据数学中的欧拉公式：$e^{j\theta}=\cos\theta+j\sin\theta$。式（6–1）可以改写为

$$f(t)=\sum_{n=-\infty}^{\infty}A_n e^{j\omega_n t} \tag{6–3}$$

式中，有

$$A_n=\frac{1}{T}\int_T f(t)\,e^{-j\omega_n t}\,dt \tag{6–4}$$

式（6–3）是傅里叶级数的定义式，式（6–4）是傅里叶级数中的频谱。把周期信号$f(t)$的各个倍频0，ω_1，ω_2，ω_3，ω_4，…，ω_n作为横坐标，所对应的频谱A_0，A_1，A_2，…，A_n作为纵坐标，画在图6–5中，这个图称为频谱图。频谱图把一个时间函数图转化为频率函数图，将在时间维度上难以分析的信号转化为在频率维度上容易分析的频谱，在生物信号分析中具有重要意义。

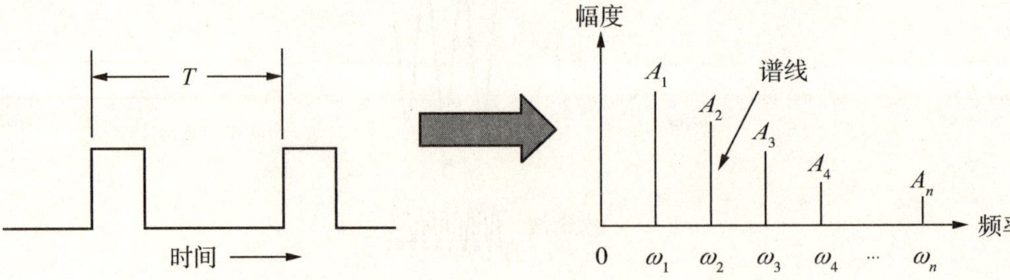

图6-5　频谱图

当周期函数$f(t)$满足狄里赫利条件：在一个$2T$周期内，$f(t)$连续或只有有限个第一类间断点，$f(t)$单调或可划分成有限个单调区间，则$f(t)$以$2T$为周期的傅里叶级数收敛，且绝对可积：

$$F(\omega)=\int_{-\infty}^{\infty} f(t)\,\mathrm{e}^{-j\omega t}\mathrm{d}t \tag{6-5}$$

式（6-5）称为傅里叶变换。$f(t)$称为原函数，$F(\omega)$称为象函数。傅里叶反变换为

$$f(t)=\frac{1}{2\pi}\int_{-\infty}^{\infty} F(\omega)\,\mathrm{e}^{j\omega t}\mathrm{d}t \tag{6-6}$$

式（6-5）表示无论是周期信号，还是非周期信号，均可以通过傅里叶变换将时域信号变换为频谱信号。式（6-6）表示可以将频域中的频谱信号反变换为时域信号。

傅里叶变换与傅里叶级数的区别在于：傅里叶级数只针对周期信号的时—频转换，转换后的频谱是离散的；傅里叶变换可以针对非周期信号的时—频转换，转换后的频谱是连续的。一般来说，生物信号多为非周期或不严格周期信号，因此，傅里叶变换在生物信号处理中有更为广泛的应用。

图6-6（a）所示为一个完整脉冲方波的时域，图6-6（b）是其经过傅里叶变换之后的频域图。从该图可见脉冲方波具有丰富的频率成分，每一种频率成分的生物效应是不一样的。因此，脉冲波的电磁生物效应本质上是各个谐波电磁生物效应的综合，分别研究和阐述各个波段频率成分的电磁生物效应是充分和必要的。

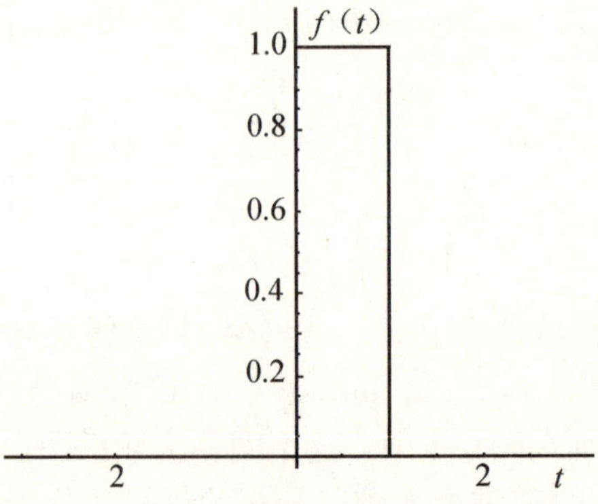

（a）脉冲电磁场

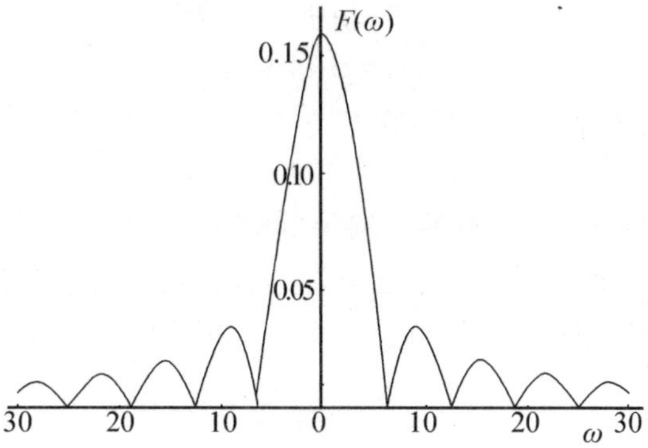

（b）脉冲电磁场频谱

图6-6　脉冲方波及其频域图

第二节　生物介质的电磁特性

一、生物介质的电磁物理特性

（一）极化特性

人体细胞的平均直径为10～20 μm，最大的成熟卵细胞直径约为200 μm，最小的血小板直径约为2 μm。从人类视角，细胞可以看成是一种特殊的电偶极子。当这种电偶极子暴露在外电场（其电场强度为E）中时会产生极化，电极化强度P为

$$P=\chi_e\varepsilon_0 E \tag{6-7}$$

式中，χ_e为生物体（细胞或组织）的电极化率；ε_0为真空的电容率。

生物分子（如蛋白质、酶、核酸）中的电子运动构成磁偶极子。当这种磁偶极子暴露在外磁场（其磁感应强度为B）中时会产生磁化，磁化强度M为

$$M=\chi_m H \tag{6-8}$$

式中，χ_m为生物体（细胞或组织）的磁化率；H为生物体内部的磁场强度。

（二）场特性

极化生物体内部的电场强度E'为

$$E'=\frac{E}{1+\chi_m} \tag{6-9}$$

极化生物体的电位移D为

$$D=\varepsilon E \tag{6-10}$$

式中，$\varepsilon=\varepsilon_0(1+\chi_e)$为生物体的电容率。

生物体内部的磁场强度H为

$$H=\frac{E}{\mu_0(1+\chi_m)} \tag{6-11}$$

或

$$\begin{cases} B=\mu H \\ \mu=\mu_0(1+\chi_m) \end{cases} \tag{6-12}$$

式中，μ为生物体的磁导率；μ_0为真空的磁导率。

（三）力学特性

生命的基本物质是蛋白质、核酸、酶等生物分子，生命的基本环境是K^+、Na^+、Cl^-等离子溶液，生物分子和离子均是带电体，具有相互作用的库仑力。两个带电生物体相互作用的库仑力F大小为

$$F=\frac{q_1q_2}{4\pi\varepsilon r^2} \tag{6-13}$$

式中，q_1和q_2是两个生物体的带电量；r是两个带电生物体的间距；ε是生物体的电容率。

同时，生物分子的结合是依靠电子的化学键，运动电子及原子核自转都产生了磁场，具有相互作用的洛伦兹力。在磁场中生物体受到洛伦兹力F的大小为

$$F=QvB \tag{6-14}$$

式中，B为磁场的磁感应强度；Q为带电生物体电荷量；v为带电生物体运动速率。

（四）生物体电容率和磁导率

电容率是衡量电介质对外电场电极化的响应，它关系到电介质传输（或容许）电场的能力。电极化有三个基本过程：原子核外电子云畸变极化；分子中正负离子相对位移极化；分子固有电矩转向极化。电介质相对电容率ε_r综合反映了这三种微观过程，是频率的函数$\varepsilon_r(\omega)$。在低频时，这三种微观过程均参与作用，ε_r是常数。随着频率增加，分子固有电矩转向极化落后于电场变化，ε_r复数为

$$\varepsilon_r(\omega)=\varepsilon_r'(\omega)-\mathrm{i}\varepsilon_r''(\omega) \tag{6-15}$$

式（6-15）中，实部$\varepsilon_r'(\omega)$随频率增加而下降，虚部$\varepsilon_r''(\omega)$为介质损耗。损耗角δ的正切为

$$\tan\delta=\frac{\varepsilon_r''}{\varepsilon_r'} \tag{6-16}$$

电介质的电容率随频率变化的特性，称为介电色散特性。生物组织同样具有这种特性，即电偶极子或电偶层弛豫造成介电损耗。磁导率是描述磁介质磁性的物理量，相对磁导率$\mu_r>1$为顺磁体，$\mu_r<1$为抗磁体。人体局部组织中（如脑）有Fe_3O_4一类的顺磁体，具有较高的磁导率。

电容率和磁导率反映了电场和磁场与生物体之间的相互作用，是描述生物体电磁特性的主要参数。人体活体的不同组织的电磁特性（包括ε和ε_μ）与尸体有很大差别，其数据对生物介质电磁特性的基础研究和应用开发具有重要意义。

生物体内的自由电荷（如电子和离子）决定了生物体的导电性，在血液、肌肉、肝脏、肾脏等组织中的水和电解质比脂肪、肺脏多，因而具有较高的电导率。脑中有磁介质（如Fe_3O_4），因而具有较高的磁导率。生物体中组织的电导率和磁导率随频率变化，表现出弛豫现象，在低频电磁场中表现为极化。

（五）储能特性

暴露在电场中的生物体内电场能量密度 W_e 为

$$W_e = DE = \frac{1}{2}\varepsilon E^2 \tag{6-17}$$

暴露在磁场中的生物体内磁场能量密度 W_m 为

$$W_m = \frac{1}{2}HB = \frac{1}{2\mu}B^2 \tag{6-18}$$

生物体内存储的电磁能量不仅与电场强度 E 和磁感应强度 B 有关，而且与电容率 ε 和磁导率 μ 有关，ε 和 μ 决定了生物体的储能能力。

二、极低频电磁场特性

（一）极低频电磁源

1. 天然电磁源

天然电磁源主要来源于地磁场、天电等。地磁场中磁感应强度最强的位置在地球南、北极，其磁感应强度约为60 μT；最弱的位置在赤道，其磁感应强度约为30 μT。地磁场是恒定的，但在太阳黑子爆发期，其磁感应强度会有0.1 ~ 1.0 μT的变化。大气有电场，其电场强度取决于地球的纬度、气候、日昼、季节等，一般为50 ~ 500 V/m，平均为100 V/m。天电（sferics）是一种与闪电放电有关的电磁过程。

2. 人工电磁源

人工电磁源主要来源于能源电力、家用电器、无线通信等所产生的电磁场。这些电磁场向环境释放电磁能量，使生物体或人体暴露在电磁环境之中。极低频电磁场的人工电磁源主要有：

（1）背景电磁场：多数来自于配电线路、导线、接地等。居家背景电磁场的磁感应强度为0.05 ~ 0.07 μT，电场强度为1 ~ 20 V/m；起居室电磁场的磁感应强度约为0.07 μT，电场强度约为37 V/m。

（2）家用电器：包括电视机、微波炉、电磁炉、空调、热水器、烤箱、电热毯、电灯、电吹风机、电脑、电熨斗等。距离家用电器5 cm处的磁场磁感应强度多在1 ~ 40 μT。

（3）输电线路：有高压输电线路和低压输电线路。高压输电线路用于远距离电力传输，电压等级有1 ~ 1 000 kV不等，环境电场强度为0.02 ~ 700 V/m，磁感应强度为0.25 ~ 1.4 mT；低压输电线路用于家用电器电源传输，电压等级有110 V和220 V这两种，环境电场强度为0.62 ~ 13 V/m，磁感应强度为0.14 ~ 0.57 mT。

（4）工业设备：焊接电弧的磁感应强度为100 ~ 200 μT，最高达1 mT；电磁感应炉的磁感应强度为0.2 ~ 10 mT，最高达60 mT；电气机车的磁感应强度为2 ~ 120 μT。一般来说，只有职业工人在工作期间才会接触到工业设备，属职业暴露。

（二）环境电磁场的测量

极低频电磁场测量探头分为电场探头和磁场探头。电场探头的工作原理是将测量电路放入被测电场中，测量电路的探测器是一个孤立导体的电极板，电极板在电场中产生感应电荷，感应电荷通过测量电路中的电容和取样电阻形成感应电流，如图6–7所示，通过校正可得电流与电场强度E的对应关系式为

$$E = \frac{I_r}{2\pi f \varepsilon_0 A_e} \tag{6-19}$$

式中，I_r为电极板电流；A_e为电极板面积；f为电磁场交变频率。

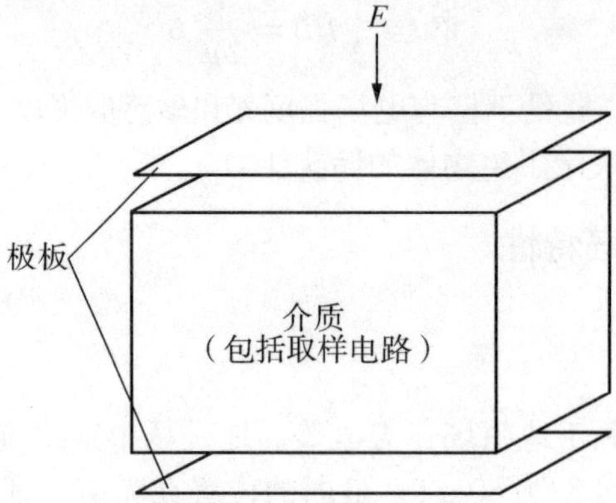

图6–7　电场测量原理

磁场探头的工作原理是将闭合线圈放入被测磁场中，当穿入闭合线圈的磁场发生变化时，闭合线圈感应出感应电势，如图6–8所示，可得感应电势V与磁感应强度B的对应关系式

$$V = -\omega B_0 A_m \cos \omega t \tag{6-20}$$

式中，$\omega = 2\pi f$为电磁场交变角频率；A_m为闭合线圈面积；B_0为磁场磁感应强度B的基础成分。

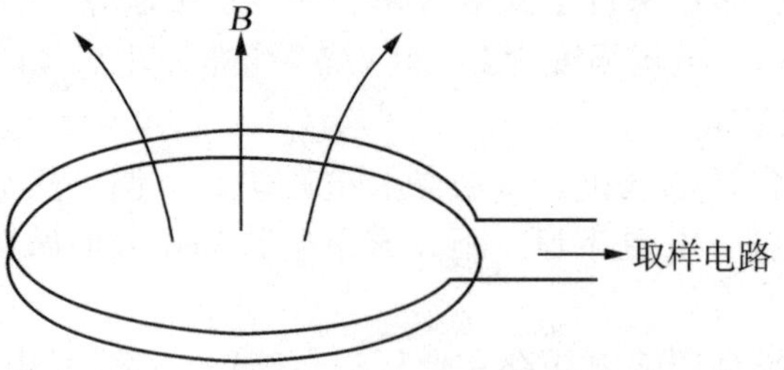

图6–8　磁场测量原理

测量电场一般要求测量位点周围没有树木及其他输电线路、通信电路等，距地面高度为1～2 m、环境相对湿度≤80%，测量员应远离电场测量探头，一般在2.5 m外。电场测量可只测电场强度E的垂直地面分量，磁场测量则需测磁感应强度B的垂直分量B_z和两个水平分量B_x和B_y，磁感应强度B的计算式为

$$B = \sqrt{B_x^2 + B_y^2 + B_z^2} \tag{6-21}$$

（三）电磁场暴露的评估方法

剂量学是电磁场暴露的评估方法，分为外剂量学和内剂量学。外剂量学是通过流行病学调查和实验研究来对电磁场暴露进行评估，评估指标有：

（1）电场强度或磁感应强度。

（2）暴露持续时间。

（3）时段，如白昼或黑夜。

（4）单次或重复暴露。

（5）频谱。

（6）空间特性，如方向、极化、梯度等。

（7）单场或复杂场暴露。

（8）静场和极低频场同时暴露。

（9）电磁场与化合物联合暴露。

电磁场暴露外剂量学实验研究用的暴露系统，包括用于动物实验的在体系统和用于人类或动物细胞实验的离体系统。离体系统包括实时系统和非实时系统。实时系统可以准确地确认生物体对电磁场扰动的响应。

内剂量学是通过模型来对生物体内部的电磁场分布进行评估，主要测量组织内的感应电场，用感应电场和电流密度的平均值、均方根和最大值，以及50分位、95分位和99分位值来表示。Stuchly等建立了各个器官的感应电场和电流密度的内剂量数据。人体各个器官的感应电场和电流密度可以用代表解剖学特征的体元模型进行异构数值计算，如马爱清等利用有限元方法，分析人体在对地绝缘和接地两种情况下，高压输电线路下暴露的人体所产生的感应电压、感应电流、感应电荷密度、感应电流密度。

三、射频电磁场特性

（一）电磁波产生与电磁波

在电感–电容（LC）电路（图6–9）中，当开关S置右侧时，电源E_a向电容C充电，使电容有充足的电场能；当开关S置左侧时，电感L中的磁场能与电容C中的电场能相互转换，构成振荡电路，振荡频率为

$$f_{os} = \frac{1}{2\pi\sqrt{LC}} \tag{6–22}$$

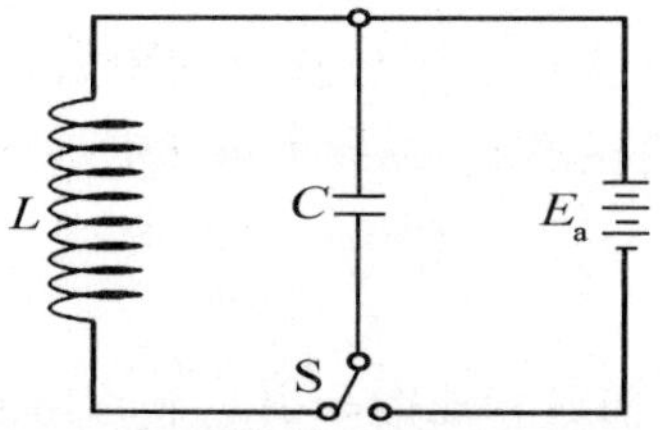

图6–9 LC电路

当电容C的两个极板向空间开放时，这两个极板就成为释放电磁场的天线，极板之间的空气空间成为电容介质，并将介质中的电磁能以电磁波的形式向外辐射。电磁波的波函数为

$$\begin{cases} E = E_0 \cos\left[2\pi\left(tf - \dfrac{x}{\lambda}\right)\right] \\ H = H_0 \cos\left[2\pi\left(tf - \dfrac{x}{\lambda}\right)\right] \end{cases} \tag{6-23}$$

式中，E及E_0分别为空气介质中的电场强度及其最大值；H及H_0分别为空气介质中的磁场强度及其最大值；f为电磁波频率；λ为电磁波波长；t为时间；x为空间位置。电磁波是时空函数。

（二）麦克斯韦方程组

电磁波在空气介质中的传播取决于空气介质的电磁特性（电容率和磁导率），并且形成变化的电场和变化的磁场，由麦克斯韦方程组描述为

$$\begin{cases} \oint_S D\,\mathrm{d}S = \sum Q \\ \oint_l E\,\mathrm{d}l = -\int_S \dfrac{B}{t} \cdot \mathrm{d}S \\ \oint_S B\,\mathrm{d}S = 0 \\ \oint_l H\,\mathrm{d}l = -\int_S \left(j_c + \dfrac{D}{t}\right) \cdot \mathrm{d}S \end{cases} \tag{6-24}$$

式中，E、D、B、H分别为空气介质的电场强度、电位移、磁感应强度、磁场强度；Q为高斯面内电荷量；j_c为流经电容的电流密度；l为在电场或磁场中的闭合路径；S为电场或磁场穿过的闭合面积。

（三）电磁能量传递与衰减

电磁波是电磁能量的传递形式，根据坡印亭（Poynting）定理，电磁波的能量为

$$S = E \times H \tag{6-25}$$

式中，S为坡印亭矢量，单位为W/m^2；E为电磁波电场强度，单位为V/m；H为电磁波磁场强度，单位为A/m。坡印亭矢量表示了电磁波的功率密度，是用于射频电磁波生物效应评价的主要参数。

电磁波在介质中传播x距离后，电磁波能量S_x衰减为

$$S_x = S_0\,\mathrm{e}^{-(k+k^*)x} \tag{6-26}$$

式中，S_0为波源坡印亭矢量；x为波源到位移点的距离；k为传播常数（复数），k^*为k的共轭复数。k与空气介质的电容率ε、磁导率m和电导率σ（复数）有关。

（四）射频电磁源

1.天然射频电磁源

天然射频电磁源包括地外辐射和地内辐射，非常微弱。地外辐射包括射频段的太阳辐射和[宇宙]微波背景辐射。太阳辐射的电磁功率密度约1 366 W/m^2，其中射频波段的电磁功率密度只有5 W/m^2。宇宙辐射的电磁功率密度约2.5 W/m^2，其中射频波段的电磁功率密度为2.0 W/m^2。地内辐射主要是地面辐射、人体辐射和闪电辐射。地面辐射和人体辐射的电磁功率密度在mW/m^{2}数量级。闪电辐射具有瞬时性，强度受多种因素影响，其中射频波段频率一般集中在200 kHz ~ 30 MHz。

2. 人工射频电磁源

人工射频电磁源主要来源于家用电器、通信设备等。这些电磁场向外界释放电磁能量，使人体不可避免地暴露其中。人工射频电磁源主要有：

（1）无线广播和电视：无线广播的调幅、调频信号，数字电视信号涵盖了长波、中波、短波、甚高频（VHF）、特高频（UHF）的电磁场。不同波长的信号的传播距离、传输质量不同，应用位置各有所异。大多数信号发射源辐射功率在10 kW以下，日常辐射的电磁功率密度在μW/m²数量级。

（2）手机和蜂窝通信：自20世纪90年代，移动通信经历了全球移动通信系统（global system for mobile communications，GSM）（2G）、码分多址（code division multiple access, CDMA）（3G）、长期演进（long term evolution，LTE）（4G）等制式的发展，信号频率为900 MHz、1 800 MHz和2 050 MHz这三种，手机的峰值辐射功率在250 mW以下，且有下降趋势。通信基站的辐射的电磁功率密度在10 mW/m²以下。

（3）无线网络：自21世纪以来，采用IEEE 802.11标准的UHF（2.4～2.5 GHz）、SHF（5～6 GHz）无线网络技术得到迅猛发展，近距离传输网络信号的Wi-Fi设备也逐渐普及，其辐射功率一般在60 mW以下。

（4）工业设备：包括用于导体的涡流加热设备和用于绝缘体的射频加热设备。由于生产工艺各异，涡流加热设备频率高低不一，所以辐射功率也有较大差别。射频加热设备频率为10～80 MHz，辐射功率为数十瓦到数十千瓦。

（5）医疗设备：主要有磁共振成像、射频热疗、射频消融、中高频理疗、电磁脉冲等设备。磁共振成像设备中的射频电磁辐射比吸收率（specific absorption ratio，SAR）为0.1～4 W/kg。射频热疗设备有频率为13.56 MHz或27.12 MHz、辐射功率为400 W的短波设备和频率为2.45 GHz、辐射功率为200 W的微波设备。射频消融设备频率为500 kHz、辐射功率为200 W。

（6）家用电器：家用电磁辐射源多种多样，其中较强的是电磁炉和微波炉。电磁炉的频率为20～50 kHz，辐射功率在kW量级。微波炉频率为2.45 GHz，辐射功率为0.5～2 kW，由于炉箱封闭，所以泄漏的电磁功率密度很小，距离5 cm之外不到50 W/m²。总体上，能源类家用电器辐射量高；信号类家用电器，如智能电表、水表、燃气表的电磁辐射量低。

（7）安检、国防设备：这类设备包括门禁、雷达、导航系统等。安检设备有X线设备和射频设备这两类，其中射频设备工作的频率为30 GHz，电磁功率密度为60～640 μW/m²。雷达在ms级周期内产生μs级持续时间的高强度电磁辐射；航空雷达的频率为1～4 GHz，平均辐射功率为100 W到数千瓦，峰值在数十千瓦到数兆瓦；航海雷达的频率为2～4 GHz或8～12 GHz，平均辐射功率为1～25 W，峰值辐射功率约为30 kW；跟踪雷达的频率为2～8 GHz，1 km距离之外的电磁功率密度仍有100 W/m²。

（五）环境射频电磁场的测量

天线是环境电磁波的接收器，其测量探测器有热电偶、二极管、光电和光纤等。热电偶和二极管都是利用了平方根特性，如肖特基势垒二极管在平方根区段，检测到的电压与射频功率成正比。光电和光纤探测器分为主动式和被动式两种，被动式探测器通常通过光电晶体的激光来调节信息，常见晶体材料包括碲化镉（CdTe）和铌酸锂（$LiNbO_3$），改变折射率的决定因素是施加在晶体上的电场或磁场敏感的碲化镉锰（Cd-MnTe）。主动式光电探测器的灵敏度为100 μm/V或5 MHz频率下的灵敏度高于0.3 V/m。

通常，环境射频电磁场是用二极管作探测器，其频带为10 MHz ~ 6 GHz，各向同性误差在±0.5 dB范围内，灵敏度为5 ~ 10 μW/g。探测器有约2.5 mm的传感器结，允许高空间分辨率和非常接近材料边界的测量。探测器特性取决于：①频率、制式、电场强度；②极化、传播方向、场梯度；③探测器附近的材料边界；④干扰源（噪声、静场与极低频场、振动、温度）等参数。这些参数的影响必须在专用的使用条件下通过计量进行校正。

天线是有方向性的，探测器由三个相互正交的二极管偶极子和一个各向同性接收模式构成，可以读出电场在三个垂直方向上的分量。调整偶极子天线在方位上的各向同性模式（没有方向性），以减少电磁波在复杂传播中天线的适应性，但缺乏带宽特性，如锥形偶极子天线。

（六）射频电磁场的评估方法

剂量学是射频电磁场生物效应的主要评估方法，它包括宏观剂量学（macrodosimetry）和微观剂量学（microdosimetry）。宏观剂量学的研究内容是生物体内部组织器官电磁场三维的定量分布，构建与生物组织介电特性相似的细胞和组织仿真模型等，用以获取暴露量的第一手数据，是目前电磁生物效应评价的主要方法。微观剂量学是用经典或量子力学方法在亚细胞层次（如膜、蛋白质）评估电磁场与分子或细胞膜的相互作用。

电磁波遇到生物体时可产生反射和透射，透射的电磁波是产生生物效应的主要成分，以SAR评价射频电磁生物效应，其定义为

$$\mathrm{SAR}=\frac{P}{\rho} \tag{6-27}$$

式中，ρ为生物体的密度，单位为kg/cm^3；P为单位体积生物体吸收电磁波的功率，单位为W/cm^2；SAR的单位为W/kg。

SAR可以用电场或磁场来测量：

$$\mathrm{SAR}=\frac{P}{\rho}E^2 \tag{6-28}$$

或

$$\mathrm{SAR}=\frac{1}{\rho\sigma}I^2 \tag{6-29}$$

式（6–28）和式（6–29）中，ρ为生物体的密度；σ为生物体电导率；E为电磁波电场强度；I为感应电流密度。

SAR也可以用生物体的温度变化来测量：

$$\mathrm{SAR}=C_{\mathrm{P}}\frac{\mathrm{d}T}{\mathrm{d}t} \tag{6-30}$$

式中，$\mathrm{d}T/\mathrm{d}t$为生物体的温度变化率；C_{P}为生物体热容量。

人体是非均匀体，各个部位、组织、器官等电磁特性和密度都是不均匀的，因此，

SAR分为全身SAR和部分SAR。为了细分SAR，常采用的最大峰值SAR指单位重量组织所吸收的电磁能量。

入射人体电场或磁场的耦合机制是不同的，两者的人体暴露特性必须分开。人体耦合取决于电磁波的波长，如30 kHz～10 MHz频率就不能与人体发生共振，10 MHz～2 GHz频率可以与人体或部分身体发生共振，2～300 GHz频率可以被皮肤吸收。感应磁场分布强烈取决于场源参数（如强度、频率、极化、入射方向、大小、形状等），电磁源与人体的距离和位置，人体解剖结构、身体姿态和环境等。随着频率的上升，人体对电磁波能量的吸收由体内逐渐转向体表，900 MHz频率的电磁能量吸收要大于对1 800 MHz和2 050 MHz频率的电磁能量的吸收。

时域有限差分法（finite difference time domain，FDTD）是宏观剂量学建立人体内SAR分布的有效方法，美国Remcom公司在1994年就已经用FDTD开发了人体电磁SAR分布仿真软件。FDTD在手机天线电磁辐射模型、移动通信人体SAR分布、人体中枢系统SAR分布、人体与天线中均有应用。

毫米波具有波长短、频率高，能量仅沉积在动物体表等特点，在医学中具有潜在应用性。目前研究多以活体皮肤组织或体外皮肤为模型，进行反射率、穿透深度、电磁功率密度和SAR值计算等。生物剂量学以局部组织为测量对象，以红外远距离检测计算SAR值和入射电磁功率密度等。

（七）射频电磁环境

环境射频电磁场主要是由无线广播、电视、移动通信、无绳电话、局域网等综合，如表6-2所示。通信基站辐射功率约100 W，辐射功率密度为0.4 W/m^2，手机通话辐射功率约为1.44 W，无绳电话通话辐射功率约为0.02 W，无线路由器辐射功率约为3.2 W，雷达辐射电磁功率密度达1 kW/m^2。GSM的频率为900 MHz或1 800 MHz，属二代移动通信；通用移动通信系统（universal mobile telecommunications system，UMTS）的频率为2 045 MHz，属于三代移动通信，这两种通信基站的环境射频电磁场暴露水平差别不大。

表6-2　环境射频电磁场组成

频带	频率（MHz）	用途
FM	88～108	FM无线电广播
TV3	174～223	电视广播
Tetrapol	380～400	对讲移动通信系统
TV4/5	470～830	电视广播
GSM900上行	880～915	从手机到基站的通信
GSM900下行	925～960	从基站到手机的通信
GSM1800上行	1 710～1 785	从手机到基站的通信
GSM1800下行	1 805～1 880	从基站到手机的通信
DECT	1 880～1 900	数字增强无线通信
UMTS上行	1 920～1 980	从手机到基站的通信
UMTS下行	2 110～2 170	从基站到手机的通信
WLAN	2 400～2 500	无线局域网

注：无线局域网络（wireless local area networks，WLAN）。

欧洲部分国家（比利时、瑞士、斯洛文尼亚、匈牙利、荷兰）的门外、办公室、火车、汽车/巴士、居家的环境射频电磁场的电磁功率密度低于国际非电离辐射防护委员会（International Commission on Non-Ionizing Radiation Protection，ICNIRP）标准，也没有发现环境射频电磁场暴露水平比监管限制更高的移动基站；但在有些国家，如塞尔维亚会超出ICNIRP标准（有2.5%）。在瑞士，射频电磁源平均暴露电磁功率密度为0.13 mW/m^2（其中30%来自于移动基站，29.1%来自于手机，22.7%来自于数字增强无线通信手机），比铁路（1.16 mW/m^2）、机场（0.74 mW/m^2）、有轨电车或巴士（0.36 mW/m^2）低，夜晚（0.08 mW/m^2）低于白天（0.16 mW/m^2）。第1周和第2周平均暴露的斯皮尔曼（spearman）相关系数是0.61。

中国的环境射频电磁场暴露水平总体上处于较低水平，但是，在部分地区存在通信基站周边公众活动区域环境电磁场暴露水平较高、环境电磁场整体呈快速增长、中心城区通信基站电磁环境管理困难等问题。

第三节　电磁能量转移

自由基，是含有不成对电子的原子团，具有抢夺其他物质电子的能力，因此，它有很强的氧化性，可损害生物机体的组织和细胞，进而引起疾病与衰老。自由基产生的本质是分子基团中的电子逃离原来的轨道，这种逃离可以从外界获取或释放能量时发生。电磁场是一种具有能量的外界物理因素，一些实验研究证明了电磁场对自由基产生有一定作用。

一、分子电偶极矩

组成宏观物质的结构是复合粒子，如原子、离子、分子等，宏观物体含有数目巨大的粒子。由于热运动，这些粒子的取向处于混乱状态，热运动的结果是粒子的宏观电极化等于零。在外电场E的作用下，粒子在外电场方向上会产生一个宏观极化强度的电矩p，电矩p正比于电场E：

$$p = aE \tag{6-31}$$

式中，a称为极化率。极化率a的贡献来自各种因素，包括电子云畸变引起电荷中心位移a_e，离子位移a_i，固有电偶极矩趋向a_d，即

$$a=a_e+a_i+a_d \tag{6-32}$$

暴露在电磁场中的生物体可看成一种具有生命特征的电磁介质，也就是生物电磁介质。生物电磁介质的物质结构主要由生物分子组成，其中电介质特性表现为生物分子正负电荷中心的偏离，用电偶极矩p表示；磁介质特性表现为生物分子中电子运动所产生的分子电流，用磁偶极矩m表示。在无外电场或磁场时，生物电磁介质中的分子热运动，使分子在其平衡位置附近做微小振动，可作为简谐运动来处理。简谐运动的能量为

$$V_1(x)=\frac{1}{2}m\omega_0{}^2x^2 \tag{6-33}$$

式中，m为分子质量，ω_0为分子振动自然频率，x为分子振动位移。

二、外电场和外磁场势能

电容率为ε，体积为V的生物介质暴露在恒定电场E的势能为

$$V_2(x)=\frac{1}{2}\varepsilon E^2V=\frac{1}{2}\varepsilon E^2Sx \tag{6-34}$$

磁导率为μ，体积为V的生物介质暴露在恒定磁场B的势能为

$$V_2(x)=\frac{1}{2\mu}B^2V=\frac{1}{2\mu}B^2Sx \tag{6-35}$$

其哈密顿量为

$$H=T+V=\frac{\eta^2}{2m}\frac{d^2}{dx^2}V_1(x)V_2(x) \tag{6-36}$$

取$H_0=\frac{\eta^2}{2m}\frac{d^2}{dx^2}V_1(x)$为谐振子的哈密顿量，取$H'=V_2(x)$为微扰量，则

$$H=H_0H' \tag{6-37}$$

（一）谐振子能量本征值

一维谐振子的薛定谔方程为

$$H_0\psi(x)=E\psi(x) \tag{6-38}$$

或

$$\left(\frac{\eta^2}{2m}\frac{d^2}{dx^2}\frac{1}{2}m\omega_0^2x^2\right)\psi(x)=E\psi(x) \tag{6-39}$$

严格的谐振子势是一个无限深势阱，粒子只存在束缚态，即当$|x|\to\infty$时，$\psi(x)\to0$。

引进参数方便计算，$\xi=ax$，$\alpha=\sqrt{\frac{m\omega_0}{\eta}}$，$\lambda=\frac{2E}{\eta\omega_0}$代入后，薛定谔方程化为

$$\frac{d^2\psi}{d\xi^2}{}^2=0$$

$\xi=\pm\infty$是微分方程的非正则奇点。当$\xi\to\pm\infty$时，薛定谔方程可渐近地表示为

$$\frac{d^2\psi}{d\xi^2}{}^2=0$$

当$\xi\to\pm\infty$时，波函数的渐近行为是

$$\psi\sim\exp\left(\pm\frac{1}{2}\xi^2\right)$$

由边界条件知，$\psi\sim\exp(\frac{1}{2}\xi^2)$ 不满足，舍去。因此，方程解的一般形式为

$$Y=\exp\left(\frac{1}{2}\xi^2\right)u(\xi)$$

代回$\frac{d^2\psi}{d\xi^2}\lambda\xi^2\psi=0$，得到一个哈密顿方程：

$$\frac{d^2u}{d\xi^2}2\xi\frac{du}{d\xi}+(\lambda_1)u=0$$

可以证明，只有当参数$\lambda_1=2n$（$n=0$，1，2，…）时，方程才有一个哈密顿多项式的解。这时，有

$$E=E_n=\left(n+\frac{1}{2}\right)\eta\omega_0\ (n=0,\ 1,\ 2,\ \cdots) \tag{6-40}$$

这就是谐振子能量的本征值。它们是量子化的，且均匀分布，相邻能级间距为$\hbar\omega_0$。基态能量是

$$E_0=\frac{1}{2}\eta\omega_0 \tag{6-41}$$

（二）谐振子能量本征函数

利用哈密顿多项式的正交性：

$$\int_{-\infty}^{\infty}H_m(\xi)H_n(\xi)\exp(-\xi^2)d\xi=\sqrt{\pi}\,2^n n!\delta_{mn}$$

可以证明归一化的谐振子波函数为

$$\Psi_n(x)=N_n\exp(a_2x_2)H_n(ax) \tag{6-42}$$

式中，归一化常数$N_n=\left[a/(\sqrt{\pi}2^n n!)\right]^{1/2}$。

（三）微扰法

计算微扰对第k个能级的修正。

首先是一级修正：

$$E_k^{(1)}=\int_{-\infty}^{\infty}\Psi_m^{(0)*}(x)H'\Psi_k^{(0)}(x)dx=H'_{kk}=0$$

其次是二级修正：

$$E_k^{(2)}=\sum_n\frac{(H'_{nk})^2}{E_k^{(0)}-E_n^{(0)}}\ (n\neq k)$$

$$H'_{nk}=\int_{-\infty}^{\infty}\Psi_k^{(0)*}(x)H'\Psi_k^{(0)}(x)dx=N_nN_k$$

$$\begin{aligned}H'_{nk}&=\int_{-\infty}^{\infty}\Psi_k^{(0)*}(x)H'\Psi_k^{(0)}(x)dx\\&=-N_nN_kq\xi\int_{-\infty}^{\infty}xH_n(ax)H_k(ax)\exp(-a^2x^2)dx\\&=\frac{N_nN_kq}{a^2}\int_{-\infty}^{\infty}H_n(\xi)H_k(\xi)\exp(-\xi^2)d\xi\end{aligned}$$

由哈密顿多项式的递推公式：

$$H_k(\xi)=\frac{1}{2}H_{k+1}(\xi)+kH_{k-1}(\xi)$$

可知：

$$H'_{nk}=-\frac{q\xi}{\alpha}\left[\sqrt{\frac{k+1}{2}}\delta_{n,k+1}+\sqrt{\frac{k}{2}}\delta_{n,k-1}\right]$$

代入$E_k^{(2)}=\sum_n{}'\frac{(H'_{nk})^2}{E_k^{(0)}-E_n^{(0)}}$中，得

$$E_k^{(2)} = \frac{q^2\xi^2\hbar}{2m\omega_0}\left[\frac{k+1}{E_k^{(0)} - E_{k+1}^{(0)}} + \frac{k}{E_k^{(0)} - E_{k-1}^{(0)}}\right]$$

相邻的能级间隔是$\hbar\omega_0$，所以

$$E_k^{(2)} = \sum_n \frac{(H'_{nk})^2}{E_k^{(0)} - E_n^{(0)}}$$

$$E_k^{(2)} = \frac{q^2\xi^2\hbar}{2m\omega_0}\left[\frac{k}{\hbar\omega_0} - \frac{k+1}{\hbar\omega_0}\right] = \frac{q^2\xi^2}{2m\omega_0^2}$$

对能量本征值一般计算到二级修正，因此：

$$E_k = E_k^{(0)} + E_k^{(1)} + E_k^{(2)} = \left(k + \frac{1}{2}\right)\hbar\omega_0 - \frac{q^2\xi^2}{2m\omega_0^2}$$

对本征函数，则一般到一级修正：

$$\Psi_k(x) = \Psi_k^{(0)}(x) + \Psi_k^{(1)}(x)$$

$$\Psi_k^{(1)}(x) = \frac{q}{(2\hbar m\omega_0^3)^{\frac{1}{2}}}\left[\sqrt{k+1}\,\Psi_{k+1}^{(0)} - \sqrt{k}\,\Psi_{k-1}^{(0)}(x)\right]$$

即原来的零级波函数中，加入了与它邻近的两条能级的波函数。最后，得到的表达式为

$$E_k = \left(k + \frac{1}{2}\right)\hbar\omega_0 \tag{6-43}$$

$$\Psi_k(x) = \Psi_k^{(0)}(x) + \frac{q}{(2\hbar m\omega_0^3)^{\frac{1}{2}}}\left[\sqrt{k+1}\,\Psi_{k+1}^{(0)} - \sqrt{k}\,\Psi_{k-1}^{(0)}(x)\right] \tag{6-44}$$

加上外电场后，粒子的平衡位置发生偏离，正离子沿电场方向挪了$\frac{|q|\xi}{m{\omega_0}^2}$，而负离子沿电场相反方向挪了$\frac{|q|\xi}{m{\omega_0}^2}$，因此由外电场产生的电偶极矩为

$$D = ql = \frac{2q^2\xi}{m{\omega_0}^2} \tag{6-45}$$

得极化率

$$k = \frac{2q^2}{m{\omega_0}^2} \tag{6-46}$$

三、海马ROS[①]的电磁能量效应

（一）海马神经元原代培养

超净台内使用1 mL 0.1 mg/mL的多聚赖氨酸（poly-L-lysine）包被培养皿30 min，吸弃，过夜晾干备用；75%酒精消毒清洁级健康新生24 h以内的SD（Sprague Dawley）大鼠，雌雄不限，体重57 g，断头安息；取大脑海马组织，剥除脑膜和血管，放入冰浴中的解剖液［葡萄糖/蔗糖溶液，4-羟乙基哌嗪乙磺酸（HEPES）缓冲液，D_1盐溶液，无菌水，pH 7.2，4 ℃保存］内；将海马组织切碎后，转移至3 mL 0.25%胰酶（trypsin，37 ℃）溶液消化20 min；吸管吸弃胰酶，用3 mL 37 ℃温浴的种植液[高糖DMEM[②]，PBS[③]（pH 7.4），马血清（horse serum，HS），0.2 mL L-谷氨酰胺（glutamine)，抗生素（Penicillin & Streptomycin）]中和胰酶，洗组织2遍；加入3 mL种植液，先后用粗口和细口吸管轻轻吹打后离心1 min，制成单细胞悬液重复2次；计数后将细胞悬液用种植液稀释，按$1×10^6$/mL密度接种培养皿，2 mL/皿；4 h后全量换成用Neurobasal使用液（Neurobasal培养基，0.2 mL B谷氨酰胺，抗生素，B_{27}增补）半量换液，培养的第3天用Neurobasal使用液半量换液，加上2 mL的10 mM阿糖胞苷（Ara-c），再隔3天用Neurobasal使用液半量换液。

取出培养7天的海马神经元，吸掉培养液，用温（37 ℃）0.01 mol/L PBS（pH 7.4）预热下，洗2遍；4%多聚甲醛固定30 min，再用PBS轻洗2遍；在0.1% Triton X 100的PBS液中孵育10 min破膜，PBS洗5 min，3次；滴加正常山羊血清37 ℃，封闭1 h，滴加一抗MAP2（兔源）（阴性对照用PBS代替一抗），4 ℃冰箱孵育过夜，PBS洗5 min，3次；滴加二抗（羊抗兔）1∶200室温90 min，PBS洗5 min，3次。用激光共聚焦显微镜观察。

注：①活性氧类（reactive oxygen species，ROS）。

②达尔伯克（氏）改良伊格尔（氏）培养基（Dulbecco's modified of Eagle's medium，DMEM）。

③磷酸缓冲盐溶液（phosphate buffer saline，PBS）。

（二）电磁场暴露与检测

电磁场暴露系统有两组亥姆霍兹线圈组，其中一组为实验线圈，另一组为假暴露线圈，它们各包括了两对亥姆霍兹线圈，实验线圈由异名端串联连接，而假暴露线圈由同名端串联连接。这两组线圈均置于同一台CO_2孵育箱内，并分别通过双向继电器与同样的电流源连接，电流源的频率由函数发生器控制。数据采集器采集线圈冷却风扇电流、线圈电流、两对亥姆霍兹线圈之间的电压降和孵育箱气流温度。频率范围3～1 250 Hz，动态范围0.04～3.6 mT，磁场不均匀度4%，寄生电场<1 V/m。

将用于电磁场暴露实验组和清除剂与电磁场组的神经元放置在实验线圈内，用于对照组的神经元放置在假暴露线圈内。频率为50 Hz工频，暴露磁感应强度分别为0.1 mT、0.5 mT和1.0 mT三种，暴露时间48 h，CO_2孵育箱内温度为37 ℃。

用无血清培养液按1∶1 000稀释DCFH-DA①，终浓度为10 mol/L，作为ROS检测探针。去除皿中的细胞培养液，加入1 mL的DCFH-DA。在37 ℃的CO_2孵养箱内孵育20 min。每隔3~5 min摇匀，使DCFH-DA和细胞充分接触。用无血清培养液洗涤细胞3次，充分去除未进入细胞内的DCFH-DA。活性氧阳性对照按1∶1 000比例，加入1 mL使用。用荧光酶标仪（Infinite M200）检测，激发波长488 nm，发射波长525 nm，狭缝宽度10 nm。

培养的海马神经元用PBS漂洗2～3次，洗掉细胞表面的残渣，每皿细胞加入1 mL荧光负载液（5 mol/L Fluo-3/Am，0.1% W/V Pluronic F-127），37 ℃负载30 min，再次用PBS洗涤2～3次，充分洗掉没有进入细胞内的荧光探针，加入1 mL Neurobasal使用液。将负载好的细胞放在激光共聚焦显微镜载物台上，扫描条件为：激发波长488 nm，物镜20，扫描速度为快速扫描，扫描密度为512×512，扫描模式为时间序列扫描，扫描时间间隔为2 s。系统参数保持不变。

（三）电磁场对ROS和Ca^{2+}的影响

暴露于0.1 mT、0.5 mT和1.0 mT电磁场48 h后的海马神经元的ROS水平都比对照组有显著提高（$P<0.01$）。暴露于0.1 mT和0.5 mT电磁场的ROS水平与Trolox+EMF②组比较无明显差异（$P>0.05$），但1.0 mT电磁场组比Trolox+EMF组有显著提高（$P<0.01$），见表6-3。

注：①DCFH-DA（2'，7'-二氯荧光黄双乙酸盐）。

②电磁场（electromagnetic field，EMF）。

表6-3　在电磁场暴露48 h后的神经元ROS的DCF荧光强度

	0.1 mT		0.5 mT		1.0 mT	
	$\overline{X}\pm s(n=16)$		$\overline{X}\pm s(n=18)$		$\overline{X}\pm s(n=10)$	
对照控制组	161.2	15.2	186.1	40.5	132.6	19.6
EMF	189.2	17.5	292.7	59.0	333.8	20.5
Trolox+EMF	162.5	4.9	257.7	74.2	253.4	16.7
H_2O_2	445.1	40.7	525.0	9.9	493.0	35.8

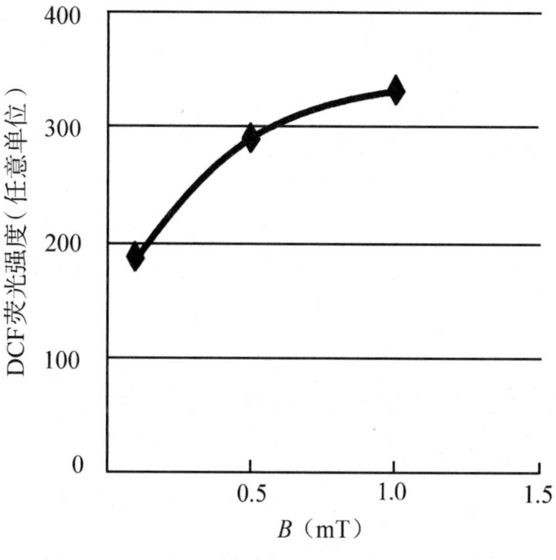

图6-10　磁感应强度与神经元ROS水平的相关性

从暴露实验组EMF中可以看到，如图6-10所示，随着电磁场暴露的磁感应强度升高，海马神经元的ROS水平也升高，并且0.1 mT与0.5 mT电磁场组的ROS水平有较大差异（$P<0.01$），而0.5 mT与1.0 mT的ROS水平差异不大（$P>0.05$）。虽然海马神经元的ROS水平与电磁场暴露的磁感应强度有随增依赖性，但在本实验最强的磁感应强度1.0 mT组中，海马神经元ROS水平也远低于H_2O_2所产生的ROS（$P<0.01$）。

暴露于0.1 mT、0.5 mT和1.0 mT电磁场48 h后的海马神经元胞内Ca^{2+}浓度都比对照组有显著提高（$P<0.01$）。暴露于0.1 mT电磁场EMF组的胞内Ca^{2+}浓度与Trolox+EMF组比较无明显差异（$P>0.05$），但0.5 mT和1.0 mT电磁场EMF组比Trolox+EMF组都有显著提高（$P<0.01$），见表6-4。从表6-4结果中可以看到：在0.1 mT、0.5 mT和1.0 mT电磁场暴露48 h后，海马神经元胞内Ca^{2+}浓度交叉比较均有显著性差异（$P<0.01$），并且随着电磁场磁感应强度增加，其Ca^{2+}浓度在0.5 mT时出现最大值。可以看出较高强度电磁场暴露才能影响细胞内的Ca^{2+}浓度。

表6-4　电磁场暴露48 h后神经元胞内$[Ca^{2+}]_i$的Fluo-3荧光强度

	0.1 mT		0.5 mT		1.0 mT	
	$\overline{X}\pm\sigma(n=104)$		$\overline{X}\pm\sigma(n=78)$		$\overline{X}\pm\sigma(n=98)$	
对照控制组	59.8	27.2	138.5	70.9	46.3	20.3
EMF	102.8	38.4	196.2	57.2	135.5	59.6
Trolox+EMF	100.9	35.6	164.9	54.6	92.3	44.6

实验结果显示，在0.1 mT、0.5 mT和1.0 mT电磁场暴露海马神经元均可以使ROS水平比对照组有显著性提高，而与Trolox+EMF组比较在0.1 mT和0.5 mT电磁场的ROS水平没有显著性差异，在1.0 mT有显著提高。上述表明低强度电磁场暴露对自由基产生有一点增加，但增加得不多。随着暴露强度增加，自由基水平也随之增加，如在1.0 mT电磁场暴露，EMF组的ROS水平明显比Trolox+EMF组高，表明电磁场引起的一部分自由基已被清除剂所清除。Loreto等的研究也表明，1 mT电磁场比0.1 mT电磁场暴露皮层神经元能更多地产生ROS。

生物大分子在化学结构上是有机化合物，有机化合物在发生化学反应时，总是伴随着一部分共价键的断裂和新的共价键生成。共价键的断裂有均裂和异裂两种方式，其中均裂是共用电子均等地分配给成键的两个原子的过程，A：B→A·+·B，自由基是均裂后带有一个未成对电子的原子或基团，是一种活泼的中间体，以均裂方式断键的反应称为自由基反应。过去，人们只是推测自由基反应是低强度电磁场产生生物效应的可能途径，但近年来，愈来愈多的研究表明低强度电磁场产生的生物效应是有自由基反应介入的。

电磁场能量对生物作用有辐射能和场能两种。辐射能以光电效应规律激发物质电子，这种作用是直接作用，极低频电磁场的辐射能不能使化学键断裂。但是许多实验研究表明电磁场确实可以使自由基增加，且有相应的生物效应，因此，需要对电磁场场能机制进行深入研究。

我们认为电磁场场能可以用电场能量密度式（6-17）和磁场能量密度式（6-18）表示，当磁感应强度B增加，磁场能量密度也增加，相应的自由基生产也增加。在极低频条件下，生物物质的电磁特性由介电系数ε和磁导率μ描述。当生物物质暴露在电磁场中，物质的电子结构由于能量传递的因素发生了改变，能量传递是自由基产生的物理基础。

目前，评价电磁生物效应的电磁参数是电场强度E或磁感应强度B，没有考虑生物体的电磁特性ε和μ。尽管实验可以保持E和B的一致，但很难保持每一个生物个体ε和μ的一致性。这样，每一个生物个体所获得的电磁能量是不一样的，所获得的生物效应也是不同的。因此，我们认为用电磁场能量密度作为评价健康危害的电磁参数既考虑了E和B，又考虑了ε和μ，把生物体本身的电磁特性也考虑在了评价因素中。

许多研究表明电磁场对胞内Ca^{2+}浓度增高有促进作用，如电磁脉冲。电磁场对电压门控钙通道有正相关性。我们的实验结果显示，在0.1 mT、0.5 mT和1.0 mT三种电磁场的暴露中，EMF组的ROS水平和胞内Ca^{2+}浓度均比Trolox+EMF组要高，如图6-11所示。这表明ROS水平愈高，胞内Ca^{2+}浓度也愈高，细胞内的ROS水平与胞内Ca^{2+}浓度存在一定的正相关。

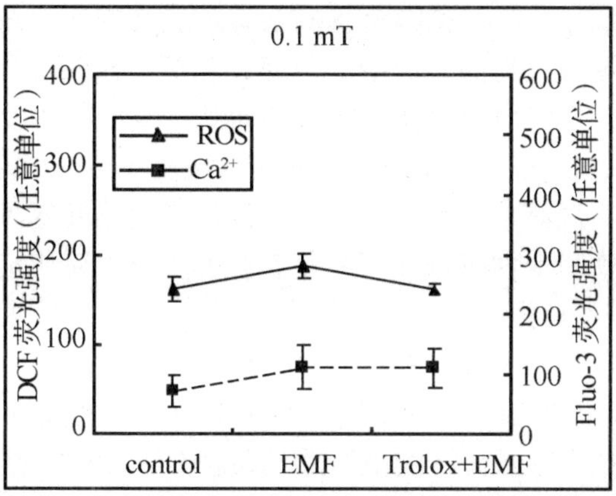

（a）0.1 mT

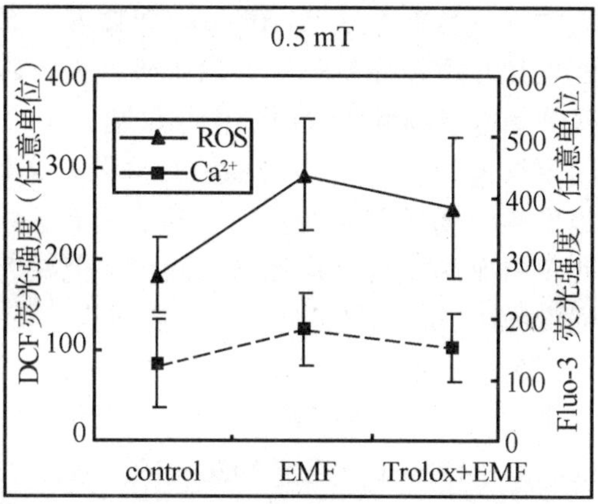

（b）0.5 mT

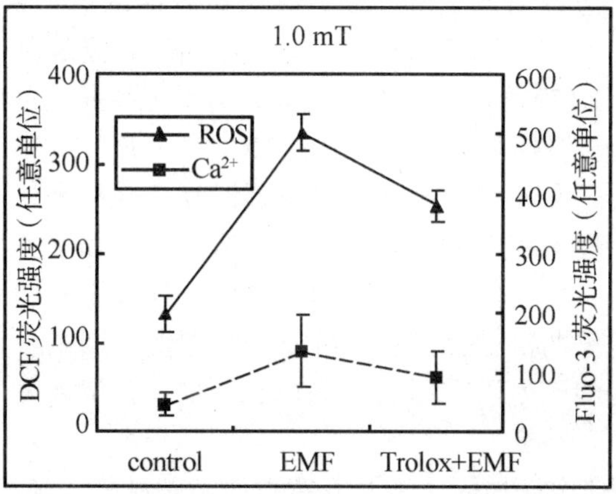

（c）1.0 mT

图6-11　三种不同磁感应强度下神经元的ROS水平和胞内$[Ca^{2+}]_i$浓度

第四节　极低频电磁场生物效应

一、流行病学调查

流行病学调查研究有描述性研究、病例对照研究和队列研究这三种。早期极低频电磁场健康流行病学调查以描述性研究为主，目前主要是病例对照研究。队列研究有很多优点，但代价太大。汇总分析（pooled analysis）和Meta分析可以借助已有成果，但不能取代原始研究。电磁危险度评价通常用比值比（odds ratio，OR），也有称相对风险度（relative risk，RR）。OR=1，表示该因素对疾病发生不起作用；OR＞1，表示该因素是一个危险因素；OR＜1，表示该因素是一个保护因素。环境磁场剂量用磁感应强度和到高压输电线路距离这两种形式表示。

极低频电磁健康效应最早是从流行病调查中发现的。1979年，美国科罗拉多州立大学的流行病专家Wertheimer和物理学家Leeper在《美国流行病杂志》发表的《电线配置和儿童癌症》一文开启了极低频电磁场对人类健康影响的研究，儿童白血病成为极低频电磁场健康效应的中心议题。2002年，ICNIRP流行病常委会回顾了20年来9个国家有关的18篇儿童肿瘤流行病调查文献，认为没有证据表明磁感应强度＜0.4 μT的极低频磁场暴露与儿童白血病之间有关系，磁感应强度＞0.4 μT的极低频磁场暴露下儿童白血病相对风险度增加两倍，但缺乏致癌生物机制或可重复实验的支持。磁感应强度为0.4 μT的极低频磁场暴露成为流行病学证据的标志点。

关于极低频电磁场是否是儿童白血病发生的因素，在很早之前就有争论，并且一直延续至今。一种观点认为极低频电磁场对人类健康有影响，至少是弱效应。如Wertheimer和Leeper研究了1976—1977年间丹佛地区居住在配电线路（包括50～230 kV电压等级的高电流和在此之外的低电流）附近儿童的491例病例组与472例对照组数据，对比后发现：对照组患白血病、淋巴瘤、神经系肿瘤的概率增加，原因不明；之后，他们收集了在科罗拉多四个区域1968—1978年间居民罹患癌症死亡例以及同一区域对照用非癌症死亡例共1 179例数据，来研究成人与配电线路之间的关系，结果显示，在HCC区域居住3年内与癌症没有关系，在强HCC区域居住6年以上有短潜伏期。他们将这个调查与三个公开发表的职业性死亡率数据源结合起来，职业包括电工、电气工程师、电厂工程师、焊工和火焰切割工、变电站巡视员和服务员、电解铝工、电影放映员等，分析了神经、淋巴、生殖、泌尿、消化、呼吸及其他系统，以及肿瘤与极低频磁场的关系，表明长期接触交变磁场可能是肿瘤促进因素。另一种观点认为极低频电磁场对儿童白血病的产生没有影响。表6-5综述了近年来关于极低频电磁场与儿童白血病关系的流行病学调查。

极低频电磁场的研究领域除了涉及儿童白血病领域外，还涉及神经、生殖等领域。ICNIRP对神经退行性疾病、自杀和抑郁、心血管疾病、生殖效应等进行汇集分析，OR值在1.3～3.8。Vocht等用队列研究了1990—2009年间265 974例新生儿中的低体质量儿、小胎龄、自发早产风险数据，研究结果表明：靠近输电线路有可能导致临床相关影响，但没有发现有统计学意义的影响，对公众健康影响有限。Håkansson等采用队列研究方法对537 692名男性和180 529名女性暴露在1～100 kA强电流磁场的瑞典职业工人阿尔茨海默病患病风险进行研究，没有证据表明帕金森病和多发性硬化症风险增加。李丽等研究在220 kV和500 kV电压等级配电线路系统职业工人364例暴露组和346例对照组数据，没有发现暴露组在记忆识别、视觉辨别、短期记忆、认知能力和执行功能等神经行为的差别。Ahlbom等通过1、5、10年时间职业接触磁感应强度大于0.3 μT的极低频电磁场的流行病调查，没有发现职业接触极低频电磁场与心肌梗死有关（OR为0.57，CI

表6-5 极低频电磁场与儿童白血病关系的流行病调查

研究者	时间	磁感应强度	对象	方法	OR（95%CI）	结论
Linet（1997）	1989—1994	0.3 μT	638病例，620对照	汇集分析	1.24（0.86 ~ 1.79）	阴性
Ahlbom（2000）	1960—1996	0.4 μT	1 959病例，3 547对照	汇集分析	1.24（0.82 ~ 1.87）	阴性
Greenland（2000）	—	0.3 μT	2 656病例，7 084对照	汇集分析	3.00（2.00 ~ 8.00）	阴性
Milha（2001）	1920—1950	—	3 973病例	描述研究	—	阳性
Draper（2005）	1962—1995	200 m外	33 000病例，29 081对照	病例对照	1.69（1.13 ~ 2.53）	阴性
张徐军（2005）	1994—2004	自然环境	4 088病例，4 519对照	Meta分析	1.58（1.24 ~ 2.03）	阳性
Kheifets（2006）	—	0.4 μT	—	Meta分析	5.41（3.78 ~ 16.48）	阳性
Schüz（2007）	1988—1996	0.4 μT	1 842病例，3 099对照	汇集分析	1.93（1.11 ~ 3.35）	阴性
Kheifets（2010）	1979—2010	0.3 μT	988病例，2 469对照	汇集分析	1.44（0.88 ~ 2.36）	阴性
Kheifets（2010）	1960—2001	0.4 μT	8 372病例，11 494对照	汇集分析	2.19（0.57 ~ 8.44）	阴性
Reid（2011）	—	—	379病例，854对照	病例对照	0.96（0.74 ~ 1.25）	阴性
Schüz（2012）	10年	0.4 μT	3 073病例，3 016对照	病例对照	1.04（0.97 ~ 1.11）	阴性
Sermage（2013）	2002—2007	50 m外	2 779病例，30 000对照	病例对照	1.7（0.9 ~ 3.6）	阴性
Slusky（2014）	2002—2007	—	376病例，426对照	病例对照	1.25（0.87 ~ 1.79）	阴性
Bunch（2014）	1962—2008	600 m外	53 515病例，53 515对照	病例对照	1.12（0.90 ~ 1.38）	阴性
Salvan（2015）	1989—2006	0.3 μT	713病例，1 380对照	病例对照	1.87（1.04 ~ 3.34）	阴性

为0.36～0.89）。自1979年以来，极低频电磁场对儿童白血病影响的流行病调查采用了多种手段，OR值多数在1～2，表明极低频电磁场对健康呈弱效应。尽管流行病调查是电磁健康最强有力的证据，但也是有缺陷的：①电磁场无处不在，使得对照组寻找困难；②人们不能探测到电磁场，不可避免地存在电磁接触；③偏倚的影响等。

二、人体志愿者实验

人体志愿者实验研究包括心肺生理、脑电与神经、血常规、褪黑素等研究。Kim等将30位成年人和30位青少年暴露在频率为60 Hz、磁感应强度为12.5 μT（简写为60 Hz-12.5 μT，下同）的极低频电磁场实验装置中，观察受试者心电图、心率（heart rate，HR）、呼吸率、心率变异性（heart rate variability，HRV）、HRV功率谱、低频功率（low frequency power，LFP）/高频功率（high frequency power，HFP）比（LFP/HFP）等生理参数，结果没有发现差异。Kurokawa等也没有发现50 Hz-20 μT极低频电磁场对HR、HRV、RR间期等有改变。Capone等用频率为75 Hz±2 Hz、脉冲宽度为1.3 ms、磁感应强度峰值为1.8 mT±0.2 mT、感应电压为3 mV±1 mV的脉冲电磁场（pulsating electromagnetic field，PEMF）刺激人体头部，经过22例志愿者的测试，大脑皮层的电活动加剧。Ghione等研究了磁感应强度峰值为40 μT和80 μT的磁场对人体脑电图α波、心率、血压和痛觉阈的影响，没有发现40位男性学生志愿者的心率、血压有变化，但是发现痛觉阈有明显增加，认为这个结果可以用感觉门控调制来解释。

王丽娟等没有从人体血常规中发现有极低频电磁场的影响。Crasson等认为虽然从21例志愿者没有检测出白天暴露在电磁场中人体6-羟基硫酸褪黑素增加的结果，但还是要进一步观察电磁场对褪黑素的影响。Ikeda等观察暴露在60 Hz-0.5 mT电磁场的志愿者外周血单核细胞（peripheral blood monouclear cell，PBMC），没有发现PBMC的细胞毒性活性和细胞因子产生。

三、动物效应

动物实验研究包括对认知、血管渗透性、褪黑激素、免疫系统、转基因白血病动物模型、协同致癌作用等的研究。Zhao等将ICR（Institute of Cancer Research，美国国家癌症研究所）小鼠暴露在50 Hz-1.0 mT的亥姆霍兹线圈磁场中，研究动物的识别记忆和海马神经元形态学变化，结果显示自发性自主活动没有相应变化，海马树突棘密度有所降低。刘肖等人将健康Wistar大鼠暴露在频率为50 Hz，磁感应强度为0.4 μT，暴露持续时间为60 d（简写为50 Hz-0.4 μT-60 d，下同）的电磁场中，观察到动物认知行为的平均逃避潜伏期明显延长，体质量增加。他们还将阿尔茨海默模型动物大鼠暴露在该电磁场中，动物体质量增加，动物的认知和临床病理症状部分改善，突触传递、氧化应激、蛋白质降解、能量代谢、Tau聚合和炎症等参与了上述效应。Qi等将C57BL/6NJ小鼠暴露在50 Hz-0.5 mT的电磁场中，结果小鼠体质量减少，肝和肺肿瘤发生率没有增加，但雌性鼠慢性骨髓白血病发生率增加，该研究团队认为极低频磁场还是增加了肿瘤的生长和发育的概率。Kantar等研究了暴露在不同强度电磁场中的大鼠事件相关电位的失匹配负波（mismatch negative，MMN），以及细胞凋亡和氧化脑损伤，结果表明电场降低了MMN

幅度，可以认为在电场中可能是由脂质过氧化所引起的作用降低了MMN振幅。Gutierrez-Mercado等将Wistar大鼠暴露在120 Hz-0.66 mT的谐波电磁场中，观察对毛细血管扩张的影响，结果表明动物脑区的血脑屏障（blood brain barrier，BBB）渗透性增加，毛细血管扩张。Foroozandeh等发现暴露在50 Hz-8 mT-4 h电磁场中的小鼠的记忆巩固能力下降。

Jimenez-Garcia等将Fischer-344大鼠暴露在120 Hz-4.5 mT-50 min的电磁场中，观察肝癌发生、细胞凋亡、细胞增殖、细胞周期，结果表明极低频电磁场通过减少细胞增殖，不改变凋亡过程来抑制化学诱导的肿瘤出现前的病变。Torres-Durand等将Wistar大鼠暴露在60 Hz-2.5 mT的亥姆霍兹线圈磁场中，发现血脂中的胆固醇和高密度脂蛋白、血清游离脂肪酸等血脂参数显著增加。Marino等将C57BL/6小鼠暴露在60 Hz-0.1 mT- 105 d电磁场中，观察20种免疫参数，没有发现显著性差异，认为混沌理论可解释对免疫系统的影响。

四、细胞与分子效应

细胞和分子效应研究包括细胞周期、细胞凋亡、细胞分裂、DNA复制转录和翻译等研究。Ma等将BALB/c小鼠的胚胎神经干细胞（embryonic neural stem cells，eNSCs）暴露在50 Hz-0.5 mT-3 d、50 Hz-1 mT-3 d、50 Hz-2 mT-3 d的电磁场中，结果表明细胞增殖没有发生明显变化，认为在eNSCs分化期，极低频电磁场诱导了分子变化，可能是被后转录机制所补偿来支持细胞内稳态。

Li等将果蝇短时程和长时程暴露在频率为40～499.9 Hz、磁感应强度为0.05～5 mT、电场强度为10～1 000 V/m的电磁场中，结果显示长时程暴露使得果蝇参与代谢过程、应激反应、有丝分裂纺锤体组织老化、细胞死亡和细胞呼吸的基因表达发生变化，短时程暴露可能造成雄性动物的生育能力下降，长时程暴露却没有影响，这可能与ark基因下调有关；结果还表明极低频电磁场可以加速细胞老化，这与cat基因、jra基因下调，hsp22基因上调有关。Reyes-Guerreroa等将Wistar大鼠暴露在频率为60 Hz的亥姆霍兹线圈中，结果显示极低频电磁场对雌性动物嗅球雌激素受体 - α和 - β的mRNA基因表达有双向效应，从而使雌性动物动情增加，发情减少。Lee等认为精子发生的生殖细胞凋亡可能机制是高剂量电磁场的细胞毒性使成熟精子退化，改变了睾丸间质细胞的增殖。

周建等发现50 Hz-4.8 mT正弦交变电磁场能促进成骨细胞分化成熟，并且具有较明显的双强度“窗效应”，其中磁感应强度为1.8 mT和3.6 mT的电磁场作用最为明显。Akan等将THP-1细胞（人类单核白血病细胞株）暴露在极低频电磁场中，结果表明对细菌生长和免疫系统反应有影响，认为极低频电磁场可以做有益利用。Collard等用生物芯片获得暴露电磁场后的人类表皮，结果观察到实验与对照的基因表达有显著差异，包括参与细胞增殖或分化、有丝分裂、细胞周期、DNA复制转录和翻译的基因。

五、生物物理机制

生物物理机制是电磁健康效应的第一步，电磁场最初与生物体发生的是物理反应，然后产生后续的生物效应和健康效应，具有因果性。生物物理机制研究主要包括ROS机制、细胞内Ca^{2+}通道、鲁棒行为、信噪比、体内磁性颗粒等研究。活性氧类（ROS）具有不配对电子基团或分子（R·），主要有超氧阴离子（$\cdot O_2^-$）、过氧化氢（H_2O_2）、羟自由基（·OH）等，它们具有活泼、寿命短、有顺磁性等化学性质，是原初作用所产生的化学产物。苏海峰等发现海马神经元暴露在50 Hz-1 mT-48 h的电磁场中时，胞内ROS和Ca^{2+}均升高。Reale等将神经母细胞瘤细胞株（SH-SY5Y）暴露在频率为50 Hz的磁场中，结果发现一氧化氮合酶和过氧化氢酶活性增强、细胞色素氧化酶/趋化因子增加，表明电磁场促胞内ROS增加。Simko等将小鼠巨噬细胞暴露在50 Hz-(0.5，1.0，1.5)mT-45 min的电磁场中时，发现吞噬吸收显著增加；与对苯二甲酸协同暴露时，发现超氧化物显著增加，但电磁场刺激巨噬细胞与蛋白激酶C信号转导途径无关。

胞内Ca^{2+}是重要的第二信使。Grassi等在人神经母细胞瘤IMR32和大鼠垂体细胞GH3中发现，50 Hz-1 mT-3 d电磁场可以促进Ca^{2+}通道数和亚单位增加，从而提高胞膜电流密度，调制神经元细胞增殖和细胞凋亡。Luo等将EC神经元暴露在50 Hz-1 mT-1 d和50 Hz-3 mT-1 d的电磁场中，发现极低频电磁场对胞间钙动力学有强影响。Pall从23个由电磁场调控的VGCCs分析结果推测，电磁场暴露的下游反应可能是介导的钙离子/钙调蛋白刺激一氧化氮的合成，生理/治疗反应可能是氮氧-cGMP-蛋白激酶G途径刺激。Zhang等将Wistar大鼠暴露在50 Hz-0.8 mT的磁场中，发现电磁场能够诱导骨细胞内$[Ca^{2+}]i$增加，证明Ca^{2+}窗效应存在。Shanhidain等在电场强度为0.45 ~ 86.8 V/m的电场中没有发现ROS 17/2.8细胞的Ca^{2+}变化。

信号通路是信号转导的途径。Cui等将人源胚胎肾细胞HEK293暴露在50 Hz-0.2 mT的磁场中，发现电磁场通过AA/LTE_4信号通路抑制了T-钙通道。He等将SD大鼠小脑粒细胞GCs暴露在50 Hz-0.2 mT的磁场中，证明极低频电磁场通过cPLA2 AA/PGE_2 EP受体蛋白激酶A（protein kinase A，PKA）信号通路增加钠离子电流I_{Na}。Tonini等证明了引起细胞膜表面早期分化的拮抗机制和胞内Ca^{2+}增加调制K通道超极化机制这两种细胞分化机制。Sisken等认为电磁场不会影响跨质膜钙离子容性钙进入系统。

细胞可以在细胞分裂、离子流入、化学反应率等方面对极低频电磁场产生反应，但研究这一事件链是困难的，这是因为极低频电磁场能量比热噪声还小。然而，生物系统（包括离子通道）是随机系统，系统对信号是要放大的。这样，信噪比可以用于电磁生物效应的原初反应，弱信号通过细胞信号通路放大。Galvanovskis和Sandblom用随机理论研究了电磁场诱导的离子通道模型、系统放大特性等。Vaughan和Weaver对信噪比理论认为在电磁场暴露与生化过程之间的强耦合有一个未知的生物物理机制；或者实验是应对电磁场以外的因素。Valberg认为电磁生物效应可能有以下几个机制：①能量传递加速离子和电荷修饰细胞膜和受体；② 电场力使电子或电荷运动；③磁场使磁性颗粒和自由基相互作用；④共振作用包括电磁场驱动的振动和变轨；⑤时间平均和空间合计可以提高信噪比。

电磁生物效应是一种弱效应，人们很难分辨多强的电磁场可以产生足够强的生物效应。包家立认为生物体是一种系统，电磁场是挑动系统变化的扰动因素，生物系统具有抵抗挑动的能力，这就是生物鲁棒性的基本思想。挑动生物系统变化电磁场的作用本质是电磁能量。

六、极低频电磁场的评价与标准

（一）评价

WHO下属的IARC在2002年对极低频电磁场做出评价：

（1）极低频磁场与儿童白血病相关致癌性的人体证据有限。

（2）极低频磁场与其他癌症相关致癌性的人体证据不足。

（3）静电场或磁场和极低频电场致癌性的人体证据不足。

（4）极低频磁场致癌性的实验动物证据不足。

（5）无静电场或磁场和极低频电场致癌性的实验动物有效数据。

综上所述，极低频磁场为对人类可疑致癌物，分类为2B。至今，这个评价没有修改版。

（二）标准

ICNIRP是一个与WHO有密切合作的NGO组织，其指南被世界各国制定本国电磁限值标准所采用。1998年，ICNIRP公布过一个标准，频率为50 Hz的工频电磁场的磁感应强度暴露限值为公众0.1 mT，职业0.5 mT；2010年ICNIRP又对其做了修订，工频电磁场磁感应强度暴露限值为公众0.2 mT，职业1.0 mT，提高了1倍。2002年，IEEE发布了极低频电磁场限值标准，分人体不同部位，其中头部磁感应强度暴露限值为公众0.904 mT，环境2.71 mT。

我国长期以来缺少极低频电磁限值标准，但电力部门还是主动设计电磁限值，积极考虑极低频电磁场对人体健康的影响，尤其是对特高压输电系统的电磁限值考虑得较早。由卫生部（现卫健委）负责制定的国家职业卫生标准《工作场所有害因素职业接触限值 第2部分：物理因素》（GBZ 2.2—2007），规定了电场强度 <5 kV/m，磁场没有规定。这是该标准的缺陷，因为磁场的危险性比电场高。2014年，由环保部负责修订的国家标准《电磁环境控制限值》首次对环境极低频电磁场做出规定，频率为50 Hz的环境磁场磁感应强度公众限值为0.1 mT。

综合IARC的报告和近十年来的文献，总体上，对极低频电磁场的流行病调查、人体和动物研究表现在体效应不明显，细胞和分子、生物物理研究表现离体效应明显。可能因素是：①生物整体系统是由许多子系统组成，具有系统涌现性、自组织性和鲁棒性，使系统具有抵抗外源电磁场扰动的能力；而细胞缺少子系统，鲁棒性下降，抵抗外源电磁场扰动的能力也下降。②在体系统是大生物，离体细胞是小生物，它们作用的电磁场强度相近。这样，对小生物来说，等强电磁场足以扰动生物系统的状态，而对大生物来说，这个电磁场力量还不够强。未来的研究应该有：

（1）系统层次上研究电磁场对生物系统的作用特性，尤其是鲁棒性、涌现性等系统特性。

（2）研究电磁场作用下的生物实时响应。目前细胞实验方法多数是将细胞从内置亥姆霍兹线圈的孵箱中移出，检测观察的指标。孵箱（37 ℃）与环境（20 ℃）的温差足以使细胞产生热应激而导致非电磁场的生物效应。将电磁场与观察仪器结合在一起，实时观察电磁场作用下的生物响应更为可信。

(3) 研究电磁能量的生物效应。电场强度、磁感应强度都是表征场力的参数，而推动场力的根本因素是能量，能量是导致生物效应原初作用的本质。

第五节　射频电磁场生物效应

一、流行病学调查

射频电磁场的流行病调查主要有描述性研究、病例对照研究和队列研究等。在流行病学中，用危险度评价危险因素的作用，如相对危险度（relative risk，RR）。在小样本的情况下，可以用比值比（OR）来表示RR。标化发病率（standardized incidence ratio，SIR）是新增病例与暴露人群之比，用于表示发病率。

射频电磁场的健康效应主要在脑瘤、心血管疾病、神经症状、生殖、白内障等。2004年，ICNIRP流行病常委会回顾了1975—2004年有关职业暴露的流行病调查文献，包括10个队列研究和4个病例对照研究。10个队列研究中，样本数很少，最少只有1例，脑瘤的RR为0.5～10，平均为1.88；白血病的RR为0.3～7.7，平均为2.29。4个病例对照研究中，样本数较多，为325～920，脑瘤的RR为0.8～1.9，平均为1.43；白血病的RR为0.7～0.8，平均为0.75。在生殖方面，综述了15篇文献，RR多数为1.0。这些数据使常委会认为流行病的调查结果不一致，没有取得令人信服的射频暴露与不良健康效应之间的因果关系。

手机电磁辐射是一个关注度很高的公共卫生问题。2011年，WHO下属的IARC从1个队列和5个病例对照的研究中认为使用手机与脑胶质瘤发生率有正相关性，确定射频电磁场对人类是可疑致癌物，分类为2B。2000年以来，在欧洲开展的流行病调查表明使用手机与脑瘤的发生多数是无关的，但近年来有阳性结果，如表6-6所示。

ICNIRP流行病常委会综合了1999—2008年发表的文献，尽管有个别研究使用手机使神经胶质瘤发生增加的报道，但大部分研究是没有增加的。这种不一致性可能是由于方法学上的偏差，手机使用年限及通话时间都是可能的影响因素。2011年，常委会通过对“Interphone计划”研究，认为第一次使用手机10～15年很少增加脑瘤的风险，尽管还存在不确定性，但没有证据证明手机增加脑瘤的假设。射频电磁场的研究除了涉及脑瘤领域外，还涉及非特异性领域。RöösliM对2007年前射频电磁场非特异性疾病症状做了系统性综述，用Meta分析技术做了汇集分析，认为射频电磁场可能对电磁辐射超敏综合征（electromagnetic hypersensitivity syndrome，EHS）具有一定意义的生物效应。Frei等用队列研究了2008年从瑞士1 375例随机选择参加者调查问卷和一年的随访和评分，结果表明没有观察到射频电磁场有相关的非特异性症状与耳鸣有关。

表6-6 使用手机与脑瘤关系的流行病调查

研究者	时间（年）	对象	方法	疾病	OR或SIR(95%CI)	结论
SchüzJ(2006)	1982—1995	420 095例队列，14 249病例	队列分析	脑瘤	0.95(0.93～0.97)	阴性
Muscat J E(2000)	1994—1998	469病例，422对照	病例对照	脑瘤	0.85(0.60～1.20)	阴性
Nskip P D(2001)	1994—1998	489病例，799对照	病例对照	神经胶质瘤	0.9(0.5～1.6)	阴性
		197病例，799对照	病例对照	脑膜瘤	0.7(0.3～1.7)	阴性
		96病例，799对照	病例对照	听神经瘤	1.4(0.6～3.5)	阴性
Auvinen A(2002)	1996	398病例，1 986对照	病例对照	脑瘤	1.3(0.9～1.8)	阴性
		34病例，170对照	病例对照	唾腺癌	1.3(0.4～4.7)	阴性
Takebayashi T(2006)	2000—2004	101病例，339对照	病例对照	听神经瘤	0.73(0.43～1.23)	阴性
Schlehofer B(2007)		97病例，194对照	病例对照	脑瘤	2.31(1.15～4.66)	阳性
INTERPHONE研究组(2010)	2000—2004	2 708病例，1 078对照	病例对照	神经胶质瘤	0.81(0.70～0.94)	阴性
		2 409病例，1 174对照	病例对照	脑膜瘤	0.79(0.68～0.91)	阴性
INTERPHONE研究组(2011)	2000—2003	1 105病例，2 145对照	病例对照	脑瘤	0.85(0.69～1.04)	阴性
Frei P(2011)	1990—2007	358 403例队列，10 729病例	队列分析	脑瘤	男：1.03(0.83～1.27) 女：0.91(0.41～2.04)	阴性
Aydin D(2011)	2004—2008	352病例，646对照	病例对照	脑瘤	1.1(0.5～2.5)	阴性
Hardell L(2011)	1997—2003	1 251病例，2 438对照	汇集分析	神经胶质瘤	手机：2.7(1.9～3.7) 无绳电话：1.8(1.2～2.9)	阳性
Hardell L(2013)	2007—2009	593病例，1 368对照	病例对照	脑瘤	1.8(1.04～3.3)	阳性

注：置信区间（confidence interval，CI）。

射频电磁场对其他疾病影响也有研究。Poulsen等采用队列研究方法，对丹麦1987—1995年间入选随访到2007年的355 701名参与者做问卷调查，没有证据表明使用手机增加皮肤癌的发病率。Hauri等对1985—2008年间在瑞士居住的16岁以下儿童和青少年做队列研究，基于之后997例癌症病例，射频场对所有癌症的危险度OR=1.03（95% CI为0.74～1.43）。Huss对阿姆斯特丹2 361名儿童从5岁跟踪到7岁，调查居家基站射频电磁场暴露、无绳电话、Wi-Fi等对睡眠质量的影响。结果发现入睡延迟、夜间醒、异态睡眠、白天困睡等都与基站射频电磁场的暴露强度无关，只与睡眠时间有关；使用手机会让儿童不愿入睡、睡眠时间减少、夜间醒和异态睡眠情况增加；使用无绳电话对各项睡眠质量指标没有关联。结果不支持射频电磁场暴露会对7龄儿童睡眠质量产生有害影响，使用手机可能是其他因素产生作用。Meo等对受移动基站电磁功率密度为96.01 μW/m² 和19.09 μW/m² 射频电磁场暴露的两所学校159名在校学生进行跟踪，发现高辐射下学生血液内糖化血红蛋白含量显著高于低辐射组，高辐射电磁场暴露下的学生有更高的2型糖尿病发病风险。

二、人体志愿者实验

人体志愿者实验研究主要在感知测试、反应灵敏度、体感、听力和脑电图等。Rege等将117名志愿者（33名自称敏感，84名自称不敏感）安排在置有UMTS基站的房间内，信号电场强度分别为1 V/m和10 V/m，暴露45 min时间，间隔1周时间。在6项感知测试中，在敏感组仅双项选择反应速度出现下降结果，在不敏感组1次重复出现反应准确度出现下降，表明不论是手机短程暴露，还是UMTS基站长程暴露，都不足以对人体健康产生影响，对脑功能仅仅产生边缘效应，具有较强随机性。

Dömötör等调查了36名原发性电磁场不耐受志愿者所认为的电磁场负面影响、健康焦虑、体感、体感放大，发现受试者对调查事项的反应与普通志愿者有较大不同，最好的是体感放大。电磁场不耐受的原因可能是人害怕的身体症状，其心理因素难以评估。

解剖学上，耳朵接近移动电话，射频电磁波可能通过诱发耳声排放（声发射）参与耳蜗的微妙变化。Ozturan等测试了30位志愿者在移动电话正常暴露10 min时间前后的诱发耳声，没有发现对诱发耳声影响所产生的听力水平下降。

Perentos等对72位志愿者进行GSM手机电磁辐射双盲交叉实验，分为假暴露、脉冲辐射、连续辐射、低频脉冲四组，观察睁眼静息脑电图α波记录。与假暴露相比，连续辐射与脉冲辐射一样，α波活动都受到抑制，低频脉冲没有变化。脉冲辐射与连续辐射的α波活动没有显著差异，脉冲射频对脑电图没有影响。射频电磁场产生α波的改变，但脉冲辐射不是产生这种效应的必要条件。

三、动物效应

近年来，射频电磁场的动物实验有神经、免疫、生殖、感觉、学习记忆、氧化应激等研究，结果见表6-7。所采用的动物大多数是鼠、兔，还有两栖类动物，电磁源多数与GSM电磁辐射相似。大多数电磁的动物效应是存在的，有些是具有显著性的。

表 6-7　射频电磁场动物效应

研究者	电磁源	动物	生理系统	观察指标	结果或结论
王宝明(2000)	2 450 MHz，2 mW/cm^2，1.2 W/kg，+10μT噪声磁场	大鼠	认知系统	逃逸时间、距离和速度	CW叠加ELF噪声磁场，原CW效应减弱，抵消了CW组的负效应
王琦(2003)	0.4 ~ 25 kV/m，20 s，200次脉冲	SD大鼠	神经系统	血脑屏障	BBB 开放（血管通透性增强）
Nakamura H(2003)	915 MHz，0.6或3 mW/cm^2，0.4 W/kg	Wistar孕鼠	生殖系统	子宫胎盘功能	胎盘血液循环显著差异
Ferreira A(2006)	600 mW，834 MHz，26.8 ~ 40 V/m	Wistar大鼠	造血系统	微核率、过氧化氢酶、SOD、谷胱甘肽过氧化物酶、蛋白羰基化、TBARS、氢硫基、TRAP	后代血液和肝脏氧化没有改变
Meral I(2007)	900 MHz GSM	豚鼠	脑氧化应激	MDA、GSH、维生素A、维生素D_3、维生素E、CAT活性	电磁场可在脑组织中产生氧化应激
Budak(2009)	1 800 MHz GSM	新西兰兔	耳蜗功能	畸变产物耳声发射技术（DPOAE）	在4.0 ~ 6.0 kHz子宫外暴露，可影响婴儿期DPOAE振幅
Nittby H(2009)	900 MHz GSM，SAR=0 mW/kg，0.12 mW/kg，1.2 mW/kg，12 mW/kg，120 mW/kg	Fischer大鼠	神经系统	血脑屏障	12 mW/kg暴露7 d白蛋白外渗增强，0.12 mW/kg和120 mW/kg白蛋白外渗趋势增加
Fragopoulou A F(2010)	900 MHz GSM，SAR=0.41 ~ 0.98 W/kg	Balb/c小鼠	空间记忆	Morris水迷宫	学习期动物获得空间信息，假暴露动物有预期目标象限偏好，暴露动物没有
Usman A D(2012)	900MHz 和1 800 MHz GSM，6 mW/m^{2}和SAR=0.3W/kg	瑞士白化病鼠	血液系统	PCV、WBC、RBC、MCV、MCH、MCHC等时间变化	4周时间达最大值，12周时间后趋于相同
Nishimura I(2012)	20 kHz, 0.2 mT或60 kHz, 0.1 mT中频电磁场	大鼠	生殖系统	精子发生、发情周期、交配	没有发现电磁暴露对生育或早期胚胎发生的影响

续表

研究者	电磁源	动物	生理系统	观察指标	结果或结论
Nishimura I（2012）	20 kHz, 0.2 mT或60 kHz, 0.1 mT中频电磁场	大鼠	生殖系统	精子发生、发情周期、交配	没有发现电磁暴露对生育或早期胚胎发生的影响
Nisbet H O（2012）	1 800 MHz和900 MHz连续90 d，2 h/d暴露	Wistar大鼠	生殖系统	精子形态和能动性	电磁波引起睾丸素水平增加，附睾精子的运动性增加，导致大鼠性早熟
Skouroliakou A S（2011）	87 MHz ~ 2.5 GHz电台，GSM 900 MHz、SM 1 800 MHz和UMTS 2 100 MHz	果蝇	生殖系统	生殖率	生殖减少；在卵子发生过程中增加凋亡细胞死亡
Akar A（2013）	2.45 GHz微波辐射(11.96±0.89)V/m，0.25 W/kg，21 d，2 h/d	Wistar大鼠	视觉系统	平均角膜厚度，前角膜上皮厚度	对照组和研究组平均角膜厚度没有显著差异，前角膜上皮厚度有差异
Black B（2016）	915 MHz[(756±8.5) mW/m^2]，10 min	Wistar大鼠	行为学	痛觉、皮肤温升、热敏感阳离子通道、炎症因子TNF-α	痛觉是细胞因子调控通路失调或超敏导致，体外Ca^{2+}显示感觉神经元去极化
Shehu A （2016）	手机静音模式、振动模式、铃声模式，日暴露10 min，连续4周	Wistar大鼠	行为	所有模式下降，振动模式下脑内细胞过氧化氢酶活性	手机使用会对低龄大鼠焦虑行为、细胞氧化应激产生显著影响
Mina D （2016）	1 880 ~ 1 900 MHz，3.2 V/m的DECT	爱琴壁虎	免疫系统	炎症反应	皮肤肿胀炎症反应近45%下调，单向混合淋巴细胞反应出现了边缘显著下调
Rafati A（2016）	手机信号10 min暴露与10 min间歇循环，连续2 h	青蛙	外周神经	腓肠肌肌肉收缩	连续刺激肌肉收缩强度不受影响，反应时间明显改变，收缩时间间隔没有改变
Mortazavi S M J（2016）	GSM手机射频辐射矩形脉冲	青蛙	外周神经	腓肠肌肌肉收缩	收缩强度受电磁场强度增强而降低，恢复时间上调，收缩周期未改变
Hidisoglu E（2016）	2 100 MHz		视觉系统	视觉诱发电位，TBARS、NO、4-HNE、SOD、GSH、CAT等	VEPs响应E1比S1缩短，E10比S10延长，VEP与TBARS正相关

注：超氧化物歧化酶（superoxide dismutase，SOD）。
过氧化氢酶（catalase，CAT）。
硫代巴比妥酸反应物（thiobarbituric acid-reactive substances，TBARS）。
4-羟基壬烯醛（4-hydroxynonenal，4-HNE）。
组视觉诱发电位（visual evoked potential, VEP）。

四、细胞与分子效应

（一）DNA损伤与修复

射频电磁辐射的遗传效应是射频电磁生物效应的研究主题之一，包括染色体损伤、突变效应、脱氧核糖核酸（DNA）断裂，主要研究领域有职业暴露和手机使用等。欧盟项目“REFLEX”（用敏感离体方法的低能电磁场暴露潜在环境危险评估）报告了射频电磁场的潜在基因毒性，但是报告的可靠性存在争议，并且用人类成纤维细胞重复结果的试图也失败了。Speit等试图用HL-60细胞在与“REFLEX”相同的条件下，用彗星实验和微核实验重复射频电磁场诱导基因毒性效应，结果失败，没有找到有冲突结果的合理解释。

近年来，射频电磁辐射的细胞与分子效应研究具有阳性结果的实验还是很多的。Franzellitti S等将正常人滋养层细胞株（HTR-8/SVneo）间歇（5 min暴露时间，10 min间歇时间）暴露在频率为1.8 GHz的GSM射频电磁场4 h、16 h、24 h，观察细胞活力和彗星实验。结果显示电磁场暴露对细胞活力无影响，彗星实验未显示与电磁场暴露有显著性差异，暴露于电磁场的尾部DNA、彗尾长度和彗尾时刻显著增加。总的来说，GSM信号的载频和调制结构可以影响人类DNA分子滋养层HTR-8/SVneo细胞系，导致瞬态水平DNA碎片增加。Chen等将频率为1.8 GHz、SAR为2.0 W/kg的GSM射频电磁场间歇性暴露与吸收剂量为0.25 Gy、0.5 Gy、1.0 Gy和2.0 Gy的X射线照射复合作用，用体外彗星实验来观察人类白细胞尾部DNA百分比和DNA修复百分比。结果表明，经X射线照射后，人类白细胞的DNA修复速度表现出个体差异，射频电磁场间歇性暴露没有直接诱导DNA损伤，与X射线对人体白细胞有协同效应。Şekeroglu等研究骨髓细胞未成熟和成熟大鼠电磁场的细胞遗传毒性，电磁场频率为1 800 MHz，分成SAR为0.37 W/kg和0.49 W/kg两组，日暴露时间2 h，持续时间45 d，恢复期15 d。结果显示，电磁场暴露后不论是未成熟大鼠还是成熟大鼠的染色体畸变（chromosomal aberration，CA）、微核（micro nuclear，MN）频率、细胞有丝分裂指数（mitotic index，MI）、多染色红细胞比率都有显著差异，未成熟大鼠细胞遗传毒性损伤最值得关注，并且恢复期没有得到改善。由于未成熟大鼠的细胞遗传毒性损伤不可逆转高于成熟大鼠，因此，需要进一步研究电磁场对DNA损伤和DNA修复的影响。

（二）干细胞增殖和分化

干细胞通过正常分化途径生成组织的特殊细胞。由于干细胞在现代医学的重要性，许多研究已经针对电离和非电离辐射对细胞的影响，如增殖、分化、细胞周期、DNA修复等。

（三）生殖和发育

电磁场对生殖和发育的影响也是健康效应的主题之一，Pourlis对2009年之前的文献进行了很好的总结。近年来，在该方向取得了一些进展。Zalata等将124份人类精子暴露于频率为850 MHz、辐射功率＜1 W、SAR为1.46 W/kg的手机射频电磁场中达60 min时间，观察到精子活力、运动线速度、精子线性指数、顶体蛋白酶活性出现显著性下降，精子DNA碎片化比例、凝聚素基因表达量、凝聚素蛋白含量显著上升。这种现象在少弱畸精子症样本中表现明显，畸形精子症样本表现次之，弱精子症样本表现再次，正常精子样本表现最不明显。结果表明，手机对精子活力、顶体蛋白酶活性、DNA碎片化、凝聚素基因表达有负面影响，精液状态越差，现象越明显。林艳云等将小鼠睾丸间质细胞系TM3细胞暴露在频率为1 950 MHz、SAR为3 W/kg的射频电磁场中达24 h时间，结果显示辐照组细胞上清液中的睾酮含量、细胞内P450SCC、AR的mRNA表达水平显著降低，STAR mRNA表达水平无差异。结果表明，频率为1 950 MHz的射频电磁辐射能通过基因转录水平影响到小鼠睾丸间质细胞STAR、P450SCC、AR的mRNA表达，进而降低睾酮的合成和分泌。

（四）细胞凋亡

细胞凋亡（apoptosis）是指为维持内环境稳定，由基因控制的细胞自主有序的死亡，它是由一系列基因的激活、表达以及调控等的作用。Chen等用蛋白芯片研究人类B-细胞类淋巴母细胞在频率为1.8 GHz、SAR为2.0 W/kg的GSM射频电磁场中间歇性暴露24 h的蛋白表达，发现27个与DNA损伤修复、细胞凋亡、肿瘤形成、细胞周期和增殖有关的蛋白差异表达， Western blot实验验证表明射频电磁辐射使RPA32表达显著下调，而p73表达显著上调。由于这些蛋白质在DNA修复和细胞凋亡中起关键作用，所以这个结果可以解释射频电磁辐射在DNA损伤修复和细胞凋亡的生物效应。Liu等将SD大鼠暴露于频率为900 MHz、SAR为(0.66±0.01) W/kg的电磁场中，日暴露时间2 h，持续时间50 d，观察到精子自噬比例上升了91.42%，ROS浓度上升46.21%，TAC下降28.01%，蛋白质和BCL-2 mRNA表达量下降，BAX、细胞色素C、CASPASE-3表达量上升。结果表明，射频电磁场提高了胞内ROS浓度，降低TAC，产生的氧化损伤触发了BCL-2、BAX、细胞色素C、CASPASE-3信号通路，最终导致细胞凋亡。Vecchio等将900 MHz、SAR为1 W/kg电磁场辐照神经细胞表型2种不同体外模型SN56胆碱能细胞系并持续48 h、72 h和大鼠初级皮层神经元并持续24 h、72 h、120 h，研究神经突触发射、生长、分支的形态变化。皮质神经元研究检测到细胞骨架调节因素表达模式的改变，如β-胸腺素、早期基因c-fos、c-jun。表明电磁场暴露对两种细胞都减少了神经突触产生的数量，并且这种改变与β-胸腺素mRNA表达增加有关。

（五）氧化应激

自由基在大脑生理过程和病理变性中必不可少，电磁辐射诱导的生物氧化应激包括ROS、一氧化氮（NO）合酶、相关信号转导，可能是导致神经退行性疾病的病因，因此人们大量研究电磁辐射与氧化应激。近年来这个方向仍是研究热点。Kazemi等将13份健康人血暴露在频率为900 MHz、辐射功率为2 W的电磁场2 h，发现大量单核白细胞中ROS含量出现显著上升，而在淋巴细胞中没有显著变化。结果表明，射频电磁场诱导氧化应激的能力主要在单核细胞内，如暴露于微生物中，这种效应的优势或劣势应该评估。Kuybulu等将Wistar大鼠长时间暴露于频率为2.45 GHz的电磁场中，并分成孕期始暴露组、出生始暴露组和对照组，观察到孕期始暴露组肾组织内的丙二醛、总氧化水平提高，抗氧化水平、SOD水平下降，2组尿N-乙酰-β-D氨基葡萄糖苷酶（NAG）/肌酐的比值均显著上升；出生始暴露组出现大量的肾小管损伤现象，孕期始暴露组的肾皮质中BAX表达量下降，肾皮质及髓质中BCL-2表达量上升。认为在无线互联网传输频率的电磁场长时间暴露可能会导致慢性肾损伤，而令孕妇和幼儿远离电磁场源可以降低其对肾的负面影响。Hidisoglu等对大鼠在频率为2 100 MHz的射频电磁波做了研究，日暴露时间2 h，一组持续时间1周，另一组持续时间10周。观察到1周组脑内TBARS和4-HNE含量显著下降，10周组反而上升。1周组脑内CAT、谷胱甘肽过氧化物酶（glutathione peroxidase，GSH-Px）活性、一氧化氮、谷胱甘肽（GSH）含量显著上升，SOD活性下降，而10周组CAT、GSH-Px活性、一氧化氮含量下降。1周组VEP反应时间缩短，而10周组VEP反应时间呈现延长（除P1波），这个结果与脑内TBARS和4-HNE含量呈正相关。推断电磁场对视觉诱发电位的作用受暴露时间的影响，短程暴露可以对视觉诱发电位和抗氧化状态起到保护性作用，长程暴露会有相反作用。Torgomyan等研究70.6 GHz和73 GHz低强度电磁场对大肠杆菌的杀菌效果，用电磁功率密度为0.6 W/m^2的电磁场抑制了大肠杆菌K-12（λ）的生长，pH值没有显著增长，迟滞期持续时间延长，特异生长率抑制。这些结果表明，细菌膜蛋白的氧化还原状态改变是低强度电磁场杀菌的主要膜机制。

（六）组织结构

Cervellati等将正常人滋养层细胞株（HTR-8/SVneo）暴露在频率为1.8 GHz、SAR为2 W/kg的GSM射频电磁场，用半定量聚合酶链式反应（polymerase chain reaction，PCR）、Western blot、免疫荧光、电子显微镜等方法检测连接子（connexon，Cx）mRNA的表达量，分析细胞滋养层超微结构的变化。结果显示射频电磁场暴露不改变蛋白质的表达，对Cx40和Cx43有显著性和选择性增加。然而，在电磁场暴露后，Cx40和Cx43在细胞膜内失去荧光，成为散射，电子显微镜证明细胞间缝隙连接结构大为减少。这个结果表明电磁场可以修改Cx基因表达、Cx蛋白定位和细胞超微结构。

Bas等将Wistar大鼠置于频率为900 MHz、SAR为2 W/kg电磁场中暴露28 d，每日1 h时间，观察锥体细胞CA数量，进行组织病理学评价。结果表明，电磁场暴露引起的锥体细胞数明显降低，可以定性观察到在CA区域的细胞损失，这对评估青少年大脑900 MHz电磁场的慢性效应具有意义。Mousavy等将成人血红蛋白A（hemoglobin A，HbA）暴露于频率为910 MHz和940 MHz的电磁场中，测量HbA的氧亲和力和结构，结构变化用圆二色荧光光谱。结果表明，电磁辐射改变氧亲和力和HbA的三级结构，电磁辐射强度和时间的接触减少了HbA氧亲和力。

（七）昼夜节律

Cao等按时间对SD大鼠分组，暴露在频率为1.8 GHz、电磁功率密度为2.017 W/m^2、SAR为0.5653 W/kg的射频电磁场中达2 h，每日6次，连续32 d。观察到夜晚和凌晨组的大鼠血浆内褪黑素、抗氧化酶（GSH-Px、SOD）的合成量出现明显下调，认为射频电磁场对生物抗氧化作用的影响可能存在生理节律性。

五、生物物理机制

射频电磁场的生物效应包括热效应和非热效应两种，热效应包括欧姆热、辐射热和电涡流热。非热效应的机制有几种理论和假说：相干电振荡理论、离子回旋共振理论、粒子的膜通透理论、自由基机制。需要解决的问题包括低能电子在水中的径迹结构、应激问题。自由基被认为是电磁生物效应的原初作用机制。电磁场与生物体中的Fe离子产生Fenton反应如下：

$$Fe^{2+}+H_2O_2 \rightarrow Fe^{3+}+\cdot OH+OH^-$$

Fe^{3+}进一步与H_2O_2反应，产生下列产物：

$$Fe^{3+}+H_2O_2 \rightarrow Fe^{2+}+\cdot O_2^-+2H^+$$

这样，·OH自由基的生成机制如下：

$$\cdot O_2^-+H_2O_2 \rightarrow OH^-+\cdot OH+O_2$$

Fenton反应产生超氧阴离子（$\cdot O_2^-$）、过氧化氢（H_2O_2）、羟自由基（·OH）等活性氧自由基。

窗效应是重要的电磁生物效应，包括频率窗和强度窗。牛中奇等通过检测胞内Ca^{2+}观察射频电磁场窗效应，一般窗规律：$f_n=(2n+1)/f_c$（n=0，1，2，…）。钙调蛋白活性对电磁场原初作用起重要作用。Pilla以多巴胺神经元MN9D为模型细胞，研究脉冲电磁场与钙调蛋白激活的关系，显示电磁场通过加速Ca^{2+}动力促进了钙调蛋白的激活，使MN9D中的NO浓度提高了3倍。采用NO选择性膜电极实时检测，显示脉冲电磁场效应发生在脂多糖出现后的第1秒。进一步支持脉冲电磁场作用位点在低成纤维细胞和暴露15 min时间的人类血清中，支持电磁场通过NO发挥作用的机制，为临床治疗疼痛、关节炎奠定基础。

六、射频电磁场的评价与标准

（一）评价

WHO下属的IARC在2011年对射频电磁场做出评价。

（1）射频电磁场致癌性的人体证据有限，仅无线电话电磁场暴露对神经胶质瘤和听神经瘤相关。

（2）射频电磁场致癌性的实验动物证据有限。

（3）射频电磁场致癌性的流行病学证据不统一、不充分、不严密。

综上所述，IARC将射频电磁场列为对人类可疑致癌物，分类为2B。

射频电磁场健康效应评价体系包括危害识别、危害特征描述、暴露评估、风险特征描述等。在当前流行病调查困难的情况下，射频电磁场健康效应的生物物理理论的阐述是解析电磁健康效应的一种有效途径，尤其是原初反应和实时记录可提供充分依据。ROS是生物体吸收电磁能量后形成原初作用的产物，并且争夺生物体其他成分电子而使生物体受损，是电磁健康效应的重要中间物。

射频电磁场是电磁医疗仪器的重要电磁源，可以被广泛应用于肿瘤治疗、经皮给药、磁共振成像、中医治疗等。

（二）标准

ICNIRP制定的射频电磁限值标准是公众暴露SAR为全身＜0.08 W/kg，部分＜2 W/kg，四肢＜4 W/kg；职业暴露SAR为全身＜0.4 W/kg，部分＜10 W/kg，四肢＜20 W/kg。IEEE的标准是公众暴露SAR为全身＜0.08 W/kg，部分＜1.6 W/kg，肘和膝＜4 W/kg；职业暴露SAR为全身＜0.4 W/kg，部分＜8 W/kg，肘和膝＜20 W/kg。

2014年，国家环境保护部和国家质量监督检验检疫总局将原《环境电磁波卫生标准》和《电磁辐射防护规定》两个标准整合，公布了公众暴露限值，职业暴露则由卫生系统制定。

综上所述：①射频电磁场是一种用途广泛的电磁源，并有不断扩大应用的趋势。尽管流行病调查显示环境射频电磁场暴露还不足以对人类健康造成危险，但作为一种危险因素，对人类健康威胁的风险是存在的。因此，人类在利用电磁场的同时，也应该管理好电磁场。②大量研究表明细胞分子层次上的电磁生物效应较明显，而整体或人群的生物效应较弱。生物体是一个由多成分组成的复杂系统，具有自身的自组织、自学习、自调控，表现出一系列系统特性，如鲁棒性、涌现性。因此，加强电磁生物效应整体论研究势在必行。③电磁生物效应的弛豫时间很短，实时记录是获得电磁生物效应的强烈证据。因此，开发实时研究相关技术是电磁生物学研究取得突破的关键。④长时间低水平电磁场暴露的健康风险与短时间高水平电磁场暴露的生物反应具有等价效果。因此，应关注电磁能量的生物效应中的作用。

第六节　电磁生物效应的时间响应

目前，电磁细胞实验的研究方法主要是基于暴露后观察的组间对照，未在电磁场暴露期间观察细胞反应，即非实时性。但该方法很难确认电磁场所引起的细胞效应，尤其是很难排除电磁场以外的其他外源性干扰因素，如细胞样品从培养箱移出瞬间遭受室温与培养箱之间温差所致的应激反应，以及细胞自身代谢的内源性干扰等。因此，在电磁场暴露期内实时检测细胞的生物效应，可以最大限度地降低干扰因素，对认识无扰或低扰状态下的电磁生物效应特性具有重要意义。

各层次电磁生物效应具有因果性，生物物理机制是因果链的第一步，原初作用是因果链中的第一级生物效应。ROS具有不配对电子基团或分子（R·），主要为超氧阴离子（$\cdot O_2^-$）、过氧化氢（H_2O_2）、羟自由基（·OH）等，它们具有活泼、寿命短、有顺磁性等化学性质，是原初作用所产生的化学产物。线粒体在呼吸氧化过程中会产生ROS，在线粒体内膜集聚质子和其他离子而形成线粒体膜电位（mitochondrial membrane potential，MMP）。另一方面，胞内Ca^{2+}是生物信号传导的重要标志，其在电磁场暴露下与ROS有密切关系。荧光淬灭是指随着时间的延长，荧光亮度逐渐变暗的过程，是荧光的一种基本特性。ROS、Ca^{2+}、MMP都可以采用荧光探针测量，如ROS的荧光探针DCFH-DA，Ca^{2+}的Fluo-3，MMP的JC-1。在极低频电磁场暴露期内实时观察和记录ROS、Ca^{2+}、MMP的荧光亮度可用于研究实时电磁生物效应及其原初作用机制。

一、实时电磁场细胞暴露系统

（一）系统组成

实时电磁场细胞暴露系统由细胞暴露工作台、电磁场细胞暴露仪（OX9-1）、荧光显微镜（MF51）、CCD（MC20-C）、摄像头操作系统（MShot）和荧光图像处理系统、电脑等组成，如图6-12所示。

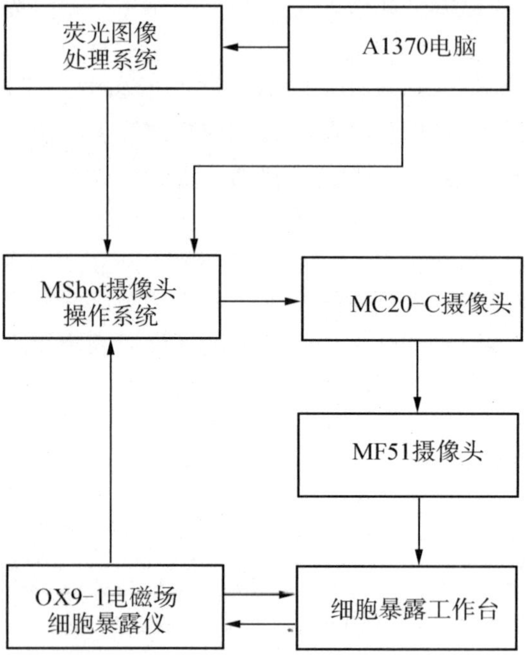

图6-12 实时电磁场细胞暴露系统

将一个“C”形电磁铁芯放置在细胞暴露工作台上，将“C”形电磁铁芯的缺口作为细胞槽用于放置细胞皿，励磁线圈缠绕在“C”形电磁铁芯上。电磁场细胞暴露仪可以产生0~1 A的电流，并输入励磁线圈，以产生磁感应强度在0.01~25.37 mT、频率在0~340 Hz的交变磁场。采用荧光显微镜对细胞皿中的细胞进行荧光显微成像，采用CCD摄像头对荧光显微镜所得图像进行实时记录、保存，生成一个按时间序列排列的图像集，采用摄像头操作系统控制CCD摄像头的开启、关闭，以及图像采集、测量、处理、记录、保存、标记等。电磁场细胞暴露仪在开启或关闭励磁电流的同时，向摄像头操作系统发出一个启闭信号，并标记在图像集中，用于指示电磁场暴露开启或关闭的时间。荧光图像处理系统从摄像头操作系统中获取图像集，对图像集中的图像进行图像采样、细胞定位、细胞识别、荧光测算、像线转换、曲线校正等处理，以实现时间序列的图像集转换为时间序列细胞荧光曲线。

电磁场细胞暴露仪设计了一个霍尔传感器及其检测电路。使用前，将电磁场细胞暴露仪上的霍尔传感器插入细胞暴露工作台的细胞槽中，通过调节电磁场细胞暴露仪的输出电流，使细胞槽内的磁感应强度在0.01~25.37 mT，频率在0~340 Hz连续可调，以实现细胞槽内磁场的质量控制。

使用时，将细胞皿放置在细胞暴露工作台的细胞槽中，电磁场细胞暴露仪输出电流激励细胞暴露工作台的细胞槽产生磁场；同时采用荧光显微镜对细胞槽中细胞皿的细胞进行显微成像与处理，使得细胞电磁场暴露与荧光显微成像同步产生，达到实时监测的目的。

使用后，从摄像头操作系统中导出图像集，通过像线转换，获得时间序列的实时电磁场暴露曲线。

（二）技术方法

荧光图像处理系统的主要任务是从摄像头实时记录、保存的图像集中，将感兴趣的细胞图像的荧光亮度转换为按时间序列的数值数据，并建立时间域的荧光亮度曲线。因此，荧光图像处理系统由图像采样、细胞定位、细胞识别、荧光测算、像线转换、曲线校正等组成。

1.图像采样

MShot摄像头操作系统通过MC20-C摄像头以1帧/秒的采样频率采集图像数据，对视野中的图像进行1 340像素×1 004像素的高分辨率采样，通过USB接口将这些数据传输到MShot摄像头操作系统中，以连续图像的格式存储，进行后续图像处理。图像采样是通过A/D转换方式将显微镜显示的模拟量图像转换为数字图像。数字图像的色彩采用三原色（红、绿、蓝）亮度等级描述，每个像素原色（红、绿、蓝）的亮度等级为1个字节，即为255个等级。

2.细胞定位

细胞定位是用于确定感兴趣的目标细胞，选择成像清晰、荧光明亮且周围没有粘连物的细胞作为分析目标。一般有人工定位和自动定位两种图像处理方法。

（1）自动定位：采用边缘检测自动识别图像中的多个细胞。这种方法客观方便，数据处理自动化，可以快速处理大量的图像数据。

（2）人工定位：先在图像集的第1帧图像中用一个或多个方框标记单个或多个目标细胞；再在第2帧及以后的图像中，在同一方框位置对标记的目标细胞进行边缘提取和荧光强度分析。

实际上，多细胞粘连是很常见的现象，自动定位往往会出现偏差，而人工定位加入了人的判断能力，可以保证所定位的细胞是单个无粘连的，是切实可行的方法，如图6-13（a）所示。

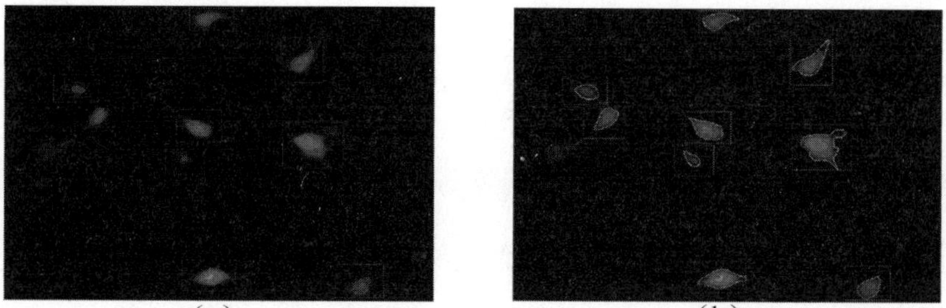

（a）　　（b）

图6-13　细胞定位

3.细胞识别

细胞识别的作用是在荧光图像中将细胞区域识别出来，把细胞区的部分标记为1，其余标记为0。实现方法是根据细胞荧光为绿色，背景为黑色的事实，将细胞图像进行二值化处理。处理方法是在细胞图像中，选择绿色分量作为阈值分析参数，当某一像素的绿色分量小于阈值（<50），则该像素标记为0，代表背景；反之则标记为1，代表为细胞区部分。阈值50可以根据分析要求进行人工设定。

CCD摄像头是基于半导体的电荷耦合装置，其成像质量受到温度变化、噪声干扰等因素的影响，导致细胞荧光图像中一些不是细胞的图像也显示为绿色，进而导致二值化后的多个图像连通现象。处理方法为：自动选择最大面积的连通区标记为1，将其作为目标细胞；其他标记为0，作为背景噪声，如图6-13（b）所示。

4.荧光测算

荧光测算是在定位标记为1的细胞区域内计算细胞总荧光亮度。经图像采集获得的荧光图像是以R、G、B（红、绿、蓝）三分量表示的数据，根据国际照明委员会的规范（Commission Internationale de l' Eclairage，CIE）（法语），将数字图像的RGB系统转换为CIE-*XYZ*系统。首先将RGB系统三分量数据转换为CIE-*XYZ*系统的三分量刺激值。以y色度坐标分量为主，搜索CIE不同波长与色度坐标x、y、z对应关系的对比表，找到与y色度分量最为匹配的颜色波长λ。CIE-*XYZ*系统给出了不同波长对应的理想三原色值和空间色度坐标值。取色度坐标x、y建立直角坐标系，将代表不同波长的x、y值标记出来，即可得到一条马蹄形曲线。

对于任意给出的像素RGB值，计算的色度坐标x、y不一定恰好位于马蹄形曲线上。将该点距离马蹄线上最近的点波长值作为该像素的波长，如P点距离马蹄线上波长为480 nm的点最近，故P点的波长为480 nm。得到波长后，搜索CIE-RGB颜色空间，查找与波长对应的三分量刺激值R（λ）、G（λ）、B（λ），并计算荧光强度：

$$C(\lambda)=\mathrm{R}(\lambda)+4.590\,\mathrm{G}(\lambda)+0.060\,\mathrm{B}(\lambda) \tag{6-47}$$

根据像素的RGB数据计算相应波长的计算量很大，尤其是对于连续采集30 min的高分辨率图像，其运行时间非常长。因此，对于可穷举的RGB，可先建立一张$\lambda(x,\ y)=\lambda(R,\ G,\ B)$查询表，通过查询数据库可以快速获得某一像素对应的$\lambda$，大大提高了运算速度。

被标识细胞总荧光亮度是在细胞识别区域中的总像素点（记为N）的荧光亮度的平均值为

$$S=\frac{1}{N}\sum_{i=1}^{N}C_i(\lambda) \tag{6-48}$$

式中，$C_i(\lambda)$为第i个像素的荧光亮度。

5.像线转换

得到图像集中的每一个目标细胞荧光测算亮度平均值S后，按时间顺序连接成曲线，形成荧光曲线图。

6.曲线校正

传统上，生物荧光技术多用于单次成像，荧光淬灭不影响图像的获取。但在实时研究中，荧光图像是多次成像形成的图像集，荧光淬灭将持续降低荧光亮度，形成成像偏差，影响像线转换。因此，必须对像线转换的荧光曲线进行校正。

设时间为t，图像采集频率为f_s，电磁场切入时刻为t_p。在电磁场暴露前（$t \leq t_p$），先对感兴趣的目标细胞采集t_n时间（1～10 min），得到n个数据（$n=t_n/f_s$），细胞荧光亮度实测值为$F(t)$。根据这些数据建立该目标细胞荧光淬灭线性拟合方程：

$$F_1(t)=at+b(0<t<t_p) \tag{6-49}$$

式中，$F_1(t)$为拟合方程计算得到的目标细胞荧光亮度值；a和b为最小二乘拟合方程参数，其计算为

$$a=\frac{\sqrt{\sum_{j=1}^{n}(t_j-t_0)(F_j-F_0)}}{\sqrt{\sum_{j=1}^{n}(t_j-t_0)^2}} \tag{6-50}$$

$$b=F_0-aT_0 \tag{6-51}$$

式中，F_0和t_0分别为细胞荧光亮度实测值和时间值的平均值，F_j为t_j时刻细胞荧光亮度值。

在电磁场切入后（$t>t_p$），对感兴趣的目标细胞采集t_m时间，得到$m=t_m/f_s$个数据，并对$F(t)$进行纠偏：

$$\Delta F=F(t)+F_1(t),\ t>t_p \tag{6-52}$$

得到纠偏后的细胞荧光校正函数为

$$F_2(t)=F_0+\Delta F=F_0+F(t)+F_1(t) \tag{6-53}$$

（三）磁场特性

两台电磁场细胞暴露仪，送浙江省计量科学研究院检测，检测结果如表6-8和表6-9所示，其中U为传感器电压。

表6-8 一号机磁场检测结果

频率（Hz）	磁感应强度（mT）					
	U=1 mV	U=5 mV	U=10 mV	U=100 mV	U=150 mV	U=200 mV
30	0.146 63	0.652 34	1.239 90	12.344 30	18.559 30	24.594 40
50	0.089 52	0.379 41	0.756 13	7.329 20	11.119 10	14.776 90
130	0.030 34	0.147 43	0.247 83	2.926 92	4.295 50	5.697 30
229	0.015 96	0.083 03	0.156 31	1.669 11	2.520 16	3.243 70

表6-9 二号机磁场检测结果

频率（Hz）	磁感应强度（mT）					
	U=1 mV	U=5 mV	U=10 mV	U=100 mV	U=150 mV	U=200 mV
30	0.160 27	0.645 67	1.270 42	12.180 10	18.363 30	25.367 90
50	0.087 84	0.379 57	0.754 92	7.167 30	11.102 00	14.996 80
130	0.029 87	0.145 17	0.281 13	2.868 09	4.268 80	5.683 20
340	0.010 47	0.053 86	0.103 45	1.108 22	1.683 54	2.273 08

设霍尔传感器电压为U_c（mV），细胞槽磁感应强度为B_c（mT），则磁场特性的线性回归方程（Linear regression equation，LRE）为

$$B_c=a'U_c+b' \tag{6-54}$$

式中，a'和b'为LRE参数。根据计量学理论可得，磁场特性的灵敏度为K，线性度δ_L和精度δ_A分别为

$$K=\frac{\Delta B_c}{\Delta U_c} \tag{6-55}$$

$$\delta_L=\frac{\Delta B_{cL}}{\Delta U_{cF}}\times 100\% \tag{6-56}$$

$$\delta_A=\frac{\Delta B_{cA}}{\Delta U_{cF}}\times 100\% \tag{6-57}$$

式中，U_{cF}为最大量程；B_{cL}为与LSFL的最大偏离值；B_{cA}为允许最大偏差。

两台仪器的磁场特性分别如表6–10和表6–11所示。

表6–10　一号机磁场特性

频率（Hz）	a'	b'	K	δ_L（%）	δ_A（%）
30	0.123 083	0.030 050	0.123	0.272	0.461
50	0.073 836	0.007 147	0.074	0.248	0.401
130	0.028 634	0.000 304	0.028	1.109	1.374
229	0.016 429	0.005 427	0.016	1.555	2.694

表6–11　二号机磁场特性

频率（Hz）	a'	b'	K	δ_L（%）	δ_A（%）
30	0.125 118	–0.052 900	0.127	1.566	2.612
50	0.074 446	–0.033 920	0.075	0.943	2.208
130	0.028 441	0.003 765	0.028	0.355	0.466
340	0.011 333	–0.008 060	0.011	0.747	1.246

二、实时电磁生物效应

（一）动物

清洁级24 h时间内新生健康SD大鼠，体质量为5～7 g，雌雄不限，数量为4～6只。制备解剖液，包括体积分数为2.8%的HEPES缓冲液，体积分数为5%的葡萄糖/蔗糖溶液，体积分数为5%的D1盐溶液，体积分数为87.2%的无菌水，pH值为7.2～7.4。制备种植液，包括体积分数为82.4%的高糖DMEM，体积分数为7.8%的马血清（HI），体积分数为7.8%的胎牛血清，体积分数为1%的0.2 mol/L L–谷氨酰胺，体积分数为1%的抗生素（青霉素、链霉素）。制备Neurobasal–A使用液，包括体积分数为96%的Neurobasal–A培养基，体积分数为2%的B27 supplement，体积分数为1%的0.2 mol/L的L–

谷氨酰胺，体积分数为1%的抗生素。制备荧光负载液，包括浓度为5 mol/L的Fluo-4/Am，体积分数为0.1%的Pluronic F-127。

（二）海马神经元原代培养

在超净台内用体积为0.5 mL、质量浓度为0.1 g/L的多聚赖氨酸（poly-L-lysine）包被细胞皿30 min，吸弃，过夜晾干备用。用体积分数为75%的酒精消毒SD大鼠，终止生命，取出大脑海马组织，剥除脑膜和血管，置于冰浴解剖液中。将海马组织切碎后，转移至体积为2 mL、体积分数为0.25%的胰酶溶液中，在37 ℃温度下消化20 min。吸弃胰酶，用37 ℃温浴中体积为2 mL的种植液终止消化，再用种植液洗海马组织2遍。在海马组织中加入体积为2 mL的种植液，用体积为1 mL的移液枪轻轻吹打，在转速为500 r/min的条件下离心30 s，制成细胞悬液。细胞计数后，用种植液稀释细胞悬液，并按1间制$1\times10^{6}\,mL^{-1}$的数密度接种0.5 mL体积在细胞皿中。4 h后用Neurobasal-A使用液全量换液，第3天用Neurobasal-A使用液半量换液，并加上体积为0.5 L、浓度为10 mol/L阿糖胞苷（Ara-c），再隔3 d用Neurobasal-A使用液半量换液。取第7天的细胞用于后续实验。

（三）神经元内ROS含量检测

用DCFH-DA（碧云天生物技术研究所）作ROS检测探针。无血清培养液按1∶1 000的体积比稀释DCFH-DA至浓度为10 mol/L。去除细胞皿中的Neurobasal-A使用液，加入体积为0.5 mL的DCFH-DA稀释液。在37 ℃的CO_2孵箱内孵育20 min，3～5 min摇匀1次。用HBSS（Hank's balanced salt solution，Hank's盐溶液）洗涤细胞3次，去除未进入细胞内的荧光探针，制毕。用MF51荧光显微镜检测胞内ROS含量，激发波长为488 nm，发射波长为525 nm。阳性对照使用DCFH-DA附带的活性氧阳性对照试剂，用无血清培养液按1∶1 000的体积比使用。

（四）神经元内Ca^{2+}含量检测

将海马神经元用PBS溶液漂洗2～3次，洗脱神经元表面残留物，加体积为0.5 mL的荧光负载液，在37 ℃温度下负载30 min，再次用PBS漂洗2～3次，洗掉没有进入胞内的荧光探针，加入体积为0.5 mL的Neurobasal-A使用液，制毕。用MF51荧光显微镜检测胞内Ca^{2+}含量，激发波长为488 nm，发射波长为525 nm。阳性对照使用体积为2 L、浓度为10 mol/L的H_2O_2。

（五）实时实验设计

设扰动电磁场频率为50 Hz，磁感应强度分别为0 mT、0.09 mT、0.38 mT、0.76 mT、7.33 mT、14.78 mT。将准备好的细胞皿置于电磁场暴露系统中的细胞槽，调好荧光显微镜，开启CCD，记录无电磁场扰动时的ROS或Ca^{2+}荧光1 min。之后，开启电磁场细胞暴露仪励磁电流开关，并保持9 min。这样，电磁场为阶跃扰动，启扰点$t=t_0$，启扰点后电磁场磁感应强度不变。$t<t_0$，为无扰；$t>t_0$，为有扰。荧光显微系统全程（$t<t_0$，$t=t_0$和$t>t_0$）记录细胞皿中ROS或Ca^{2+}荧光图像，并经像线转换，获得胞内ROS或Ca^{2+}荧光强度的时域函数$x_1(t)$和$x_2(t)$。

（六）实时电磁生物效应

图6-14是遭受磁感应强度为0 mT、0.09 mT、0.38 mT、0.76 mT、7.33 mT、14.78 mT

等电磁场暴露，海马神经元胞内ROS实时荧光强度曲线。在磁感应强度为0 mT、0.09 mT的电磁场扰动时，胞内ROS水平没有提高，并且各有两个细胞保持Lyapunov稳定。在磁感应强度为0.38 mT、0.76 mT、7.33 mT、14.78 mT的电磁场扰动时，胞内ROS含量有提高，并且14.78 mT暴露有阶跃性提高，细胞状态为Lyapunov不稳定。总体上，电磁场扰动愈强，细胞状态愈不稳定。从图6-14可见，电磁场扰动不够强，如磁感应强度<14.78 mT，细胞ROS状态逐渐提高。

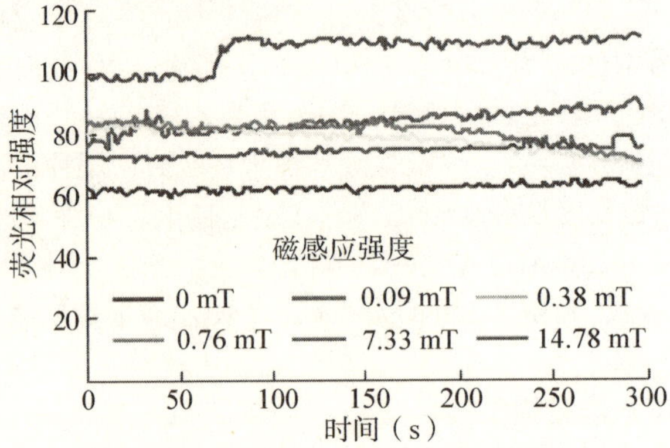

图6-14　电磁场扰动胞内ROS实时记录

图6-15所示是遭受磁感应强度为0 mT、0.09 mT、0.38 mT、0.76 mT、7.33 mT、14.78 mT等电磁场暴露，海马神经元胞内Ca^{2+}实时荧光强度曲线。在磁感应强度为0 mT、0.09 mT、0.38 mT的电磁场扰动时，胞内Ca^{2+}含量均没有提高，并且有1和2个细胞状态为渐进Lyapunov稳定。磁感应强度为0.76 mT、7.33 mT、14.78 mT的电磁场扰动使细胞状态为Lyapunov不稳定或渐进稳定。总体上，电磁场扰动愈强，细胞状态愈不稳定。从图6-15可见，与ROS相比，Ca^{2+}含量较易受到电磁场扰动影响。

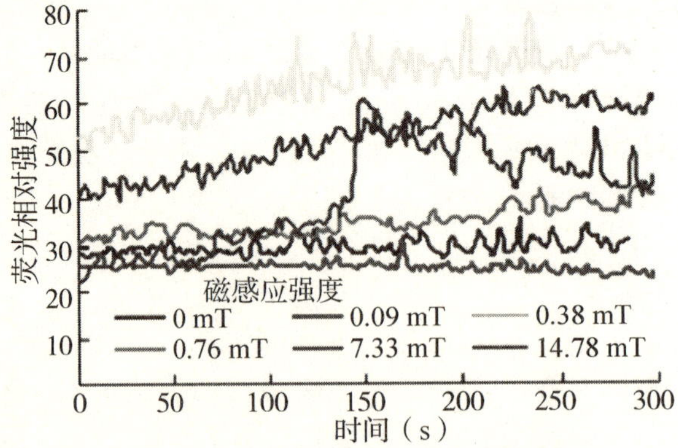

图6-15　电磁场扰动胞内Ca^{2+}实时记录

荧光淬灭的纠偏是时域荧光信号生物鲁棒性分析的关键技术之一，解决的途径有：①采用低淬灭的荧光剂，但这种荧光剂会受到使用的限制；②采用图线纠偏技术，包括线性回归。

（包家立）

第七章　脉冲电场引起的细胞物理变化

一、细胞膜的变化和充电过程有关

外加电场会引起细胞去极化，细胞内外的跨膜电位会随时间的变化而变化。当跨膜电位超过一定阈值时，电穿孔率明显增加，纳米孔形成，导致局部孔隙密度跳跃性升高。孔隙的产生和孔隙半径的扩大导致了局部膜电导的增强。细胞膜经过充电瞬态，跨膜电位大小达到峰值之后开始下降，孔隙的半径因此收缩，导致膜电导降低。因为细胞膜不同位置达到阈值的时间不同，细胞圆轴赤道位置跨膜电位的改变幅度小，而细胞两极区域的电压会以更大幅度下降。膜张力导致孔隙发生自发扩张而使得细胞膜趋于破裂之势，但同时，细胞膜孔隙的形成与跨膜电位之间构成负反馈，细胞内也有膜张力，阻止了孔隙的自发扩张。到目前为止，纳秒脉冲电场形成的细胞膜与传统的电穿孔、不可逆电穿孔形成的膜破碎的机制完全不同，最终只有极其微小的纳米孔形成。

二、细胞在电场下的变形

由于细胞是闭合弯曲的球形的几何外形，细胞在电场下会发生形状的变形。该现象是一个快速的过程，在外加电场应用的瞬间就产生。在短时间内，细胞膜没有足够的时间与细胞内液交换脂质和离子。由于形成细胞膜的脂质和细胞体积没有变化，细胞膜将会扩张，直至细胞膜张力与电介质应力间达到力学平衡。

三、纳米孔隙对膜张力的影响

与细胞变形呈竞争关系的是纳米孔形成后对膜张力的影响。随着孔隙的形成，不仅减小了跨膜电位，还降低了膜张力，抵消了由于细胞变形导致的膜张力增加。由于细胞膜是流动的脂质双分子层，还要考虑纳米微孔的漂移速率、总的孔隙面积，最后每一个孔隙的行为都通过膜张力而耦合在一起。

纳米微孔虽然非常微小，但因为数量众多，融合的孔隙面积已经足够大，足以支撑起细胞内部的膜张力，阻止细胞膜破裂，反而能成为稳定的屏障。阻止细胞膜机械破裂发生，但微孔的存在，让外加电场通过改变细胞内外交流的方式来使细胞死亡。

四、纳秒脉冲电场引起的经孔隙外泄

纳秒脉冲电场造成细胞膜上的极其微小的超微孔径，也会由细胞外溶质外泄引起细胞体积变化，虽然这种变化比起不可逆穿孔要小得多。外加电场也通过张力诱导的渗漏和体积变化，成为细胞内外小分子和离子交换的通道，也会影响细胞功能。

五、电解质浓度的改变与胶体渗透性肿胀

膜张力作用下的细胞内容物外泄可能与渗透压导致的水分交换呈竞争共存关系，这一过程在红细胞中已有过研究，胶体渗透性肿胀是电场下细胞溶血的作用原因。胶体渗透性肿胀包括离子和水分通过电穿孔形成的孔隙细胞内外交换。考虑到红细胞的细胞内外渗透压是平衡的，离子加上血红蛋白的总摩尔浓度与细胞外的离子浓度是大致相等的。因此，红细胞内的离子浓度低于细胞外离子浓度。由电击产生的细胞膜上的孔隙很容易使离子通过，但不易使细胞内的大分子如血红蛋白通过。因此，离子很容易顺着其浓度梯度移动，细胞内的钾离子移动到细胞外，细胞外的钠离子和氯离子进入细胞内。红细胞电击后发生大量细胞内外钾、钠离子的交换，与溶血率相关，结果导致细胞内离子浓度增高。为了保持渗透压平衡，水分进入细胞导致细胞发生水肿，最终可能导致胶体渗透性溶血。

细胞内外通过孔隙的分子交换和水分运输能够导致两方面不可逆性的改变。首先，离子浓度的改变与细胞内容物的丢失会超出细胞自我恢复的范围；其次，胶体渗透肿胀可以直接导致细胞膜破裂。细胞水肿发生在电击后的几分钟内，因此它将与孔隙的关闭存在时间竞争，两者的进程速率大致相同。如果孔隙关闭更快，那么在孔隙关闭之前细胞水肿不会超过细胞体积的5%～6%，此时细胞能够恢复。如果水肿更迅速，那么细胞体积可能会扩大2～3倍，导致细胞膜破裂。胶体渗透的进程和细胞不可逆损伤可以通过改变细胞外基质的成分来控制。

六、细胞膜的组成成分影响脉冲电场的作用效果

膜的稳定性受到细胞膜的脂质类型，以及膜蛋白、表面活性物质、脂多糖等其他膜成分的影响。研究发现，当在膜中加入表面活性物质或脂质连接大分子后孔隙开放的速率减慢，而加入非脂溶性的物质时没有出现这样的效果。实验和理论研究已经表明，细胞骨架网络对于膜的稳定性有十分重要的影响。脉冲电场也会引起细胞骨架的变化，在对红细胞的实验中发现，由于温度引起的膜收缩蛋白和肌动蛋白复合体改变导致闭合率和电穿孔阈值的升高，因此血红蛋白的外泄只在脉冲结束后极短时间内被观察到。

七、脉冲电场引起的焦耳产热

大多数研究者认为，纳秒脉冲电场导致的细胞死亡是非热能引起的，一些实验和理论研究表明电场影响下的温度上升不会超过3 ℃。在微秒脉冲引起的不可逆电穿孔中，温度上升不会超过10 ℃，然而对于亚细胞水平的不均匀电场将导致细胞膜温度的大幅上升，尤其是在孔隙的边缘。这种温度上升使细胞内的压力升高，从而导致细胞肿胀。因此，即使焦耳加热不是脉冲电场过程中细胞死亡的主要原因，电脉冲下轻度的加热可能也会产生细胞致死的影响。最后，必须认识到细胞死亡也有可能是因为电击过程中产生了有毒化学物质，包括媒质的电解、电击释放的离子、自由基，甚至那些金属制作的电极也有不锈钢导致的潜在毒性反应。脉冲通过不锈钢电极时将会释放

铁离子，亚铁离子可能会增加细胞毒性作用。

纳秒脉冲电场技术和其他热消融技术相比，主要优点是它的机制，它是通过影响细胞膜、细胞核以及穿膜入核的内处理效应，破坏旺盛分裂的肿瘤细胞，而不破坏血管、结缔组织、神经等周围正常组织。这种完全切除病灶又能保持邻近正常组织功能的特性，使纳秒脉冲电场消融技术在一系列实体肿瘤治疗方法中有巨大的优势。

任何电场，包括不可逆电穿孔所用的脉冲、纳秒脉冲电场，都具有焦耳效应，电场诱导下的电荷迁移将电能转化成热能传递给邻近化学物质。只是这些技术温度升高幅度较小，非热消融技术在临床应用上存在着许多优势，例如消融的坏死组织能够迅速被正常组织修复、不留疤痕且能诱导有益的免疫反应，没有血栓形成和栓塞的风险。因此，如何利用电场破坏细胞膜而减少热损伤是目前研究的新兴课题，也是这项新技术得以发挥优势的关键。

为了制定临床操作程序，必须确定电场的分布，它是由程序的特殊电极组织构造、脉冲振幅、组织阻抗分布决定的，还要进一步确定此方案没有热响应的干扰，这可以根据电场分布、电脉冲参数、组织的热电效应计算出温度分布。外科医生和研究者可以通过对脉冲电场分布、热分布做出精确的预计，从而对各种不同类型的组织制定和优化不同几何外形的电极和电压参数。确保不可逆脉冲充分覆盖治疗区域，尽量使用最低电压，预测存在的潜在损伤部位以减少对周围组织的破坏。尽量减少治疗时间、侵袭性损伤、电击疗程，以减少对一些敏感组织的不必要损伤。使用影像学方法，例如MRI、CT，以计划适当的治疗区域。

八、脉冲电场引起的主要生物物理过程

（一）超临界孔隙的自发扩张

该机制中还涉及电场中细胞变形，细胞变形导致膜张力增高，有助于孔隙的开放。而该过程因为孔隙引起的膜电导增加，跨膜电位下降，导致孔隙的缩小、闭合。在较长的时间内，孔隙的扩张导致膜张力减小，孔隙大小稳定。

（二）胶体渗透细胞肿胀破裂

该机制是通过产生大量小孔，增加水分和离子的通透性而不改变大分子的通透性。它是被孔隙的闭合抑制的，两者持续的时间相同，从几秒钟到几分钟。胶体渗透肿胀能通过选择合适的细胞外液而控制。

（三）小孔隙的演进

大量长时间存在的小孔隙会引起离子浓度不可逆改变，这种机制通过孔隙的闭合来抑制，孔隙的闭合会因温度下降而减慢。

（四）细胞内容物的丢失

该机制被细胞外渗抑制，细胞外渗导致细胞的减小与孔隙的缩小闭合。细胞外渗的驱动力可以是膜张力或者渗透压。轻度的胶质渗透细胞水肿，抑制了细胞的缩小，促进不可逆损伤改变的发生。

（五）组织异质性造成电导不同

设计治疗方案时，需要特殊考虑的物理参数就是组织异质性。如果在脉冲电场治

疗过程中，治疗区域的阻抗是均匀一致的，可设计平板或双针几何外形的电极、电压下的函数来估计治疗区域。但在实际应用中，总有一些因素使得治疗区域的阻抗是非均一的，例如大血管的存在、组织类型多样性、组织的各向异性（例如肌肉组织）等，组织异质性会对电场分布造成不均匀的影响。因此要考虑电导率非均一性的影响，合理调整治疗的程序。

（陈新梅，陈永刚）

第八章　纳秒脉冲引起的细胞生物变化

电场在生物学领域最初主要是应用于对细胞形成电穿孔以利于大分子能够通过细胞膜。细胞膜电穿孔模型认为，膜孔的形成主要归因于短时间内细胞膜两端电荷的不平衡，引起带电荷的磷脂层移动形成孔隙。该技术目前已被广泛应用于细胞的基因、药物转化及肿瘤的电化学疗法。传统的电穿孔技术所利用的脉冲电场周期往往是微秒至毫秒范围内，电场强度则位于1 kV/cm以内；不同于之前的技术，纳秒脉冲电场采用的周期更短（10～300 ns），强度也更大（350 kV/cm）。在短时间内，这些电场脉冲能够释放出极大的能量，但是由于脉冲持续时间短，该能量并不会引起明显的温度变化。纳秒脉冲电场治疗的非产热性，在肿瘤治疗方面有其独特的优势。它不仅可以保护神经、血管等重要的热敏感组织免受损伤，还能因减少纤维结缔组织的坏死而使疤痕最小化。随着第一例人体内基底细胞癌治疗的顺利开展，预示着纳秒脉冲技术已经越来越广泛地被应用于临床工作中，但是其治疗的细胞学机制至今仍未能被完全阐明。因此本章主要介绍纳秒脉冲电场在细胞上引起的细胞变化。

一、细胞膜通透性的改变

理论上来讲，纳秒脉冲电场因其持续时间短，不足以使细胞外膜带电，避免了由此产生的细胞外膜效应，但是却能够对细胞内膜产生一定的影响。Jurkat细胞在接受纳秒脉冲电场处理后，PI（碘化丙啶）染料未能透过细胞膜，却能够观察到荧光示踪的钙离子从细胞内膜系统转移到细胞质中，引起细胞质钙离子浓度的增加。已有的实验结果显示，纳米孔直径约为1 nm，钙离子的大小约为0.46 nm，这就解释了PI染料和钙离子差异性通透的原因。进一步的实验证实，纳米孔的大小可随着电场强度的增强而增大，达到一定强度时，纳米孔足以容纳PI染料分子通过。同时，纳米孔的形成是可逆的，可分为生成期和修复期，修复期的持续时间要远远长于生成期。纳米孔的形成速度与电场强度成正比，但是其修复时间往往与电场强度不相关。高强度电场下细胞膜上形成的纳米孔往往要比低强度下的更为无序、大小不均。值得一提的是，纳米孔的形成要求电场强度在一定阈值以上。如果电场刺激在纳米孔形成阈值以下，则可能得到其他的生物学效应。对牛的嗜铬细胞进行单次低剂量的纳秒脉冲电刺激，在不形成纳米孔的情况下，电压门控钙离子通道激活，钙离子发生胞质内流，提示纳米孔并不是钙离子内流的唯一通道。

二、磷脂酰丝氨酸的转位

纳秒脉冲电场对于细胞膜的另一个重要作用是磷脂酰丝氨酸的转位——从细胞膜内侧面外翻至细胞膜外侧面。正常情况下，磷脂酰丝氨酸主要分布于细胞膜内侧面，通过钙离子依赖的酶来维持该分布的不均衡性。目前一般认为，磷脂酰丝氨酸的主要成因是电刺激后纳米孔形成，排布于纳米孔内周的磷脂酰丝氨酸侧向位移，即磷脂双分子层的内外侧翻转。同时，脉冲时间越长、强度越大、电击次数越多，磷脂酰丝氨酸外翻的可能性越大。低剂量的纳秒脉冲电场可只形成纳米孔，而不形成磷脂酰丝氨酸的外翻。

三、内源性凋亡

（一）活性氧类（reactive oxygen species，ROS）的产生

Pakhomova课题组首先报道了纳秒脉冲电场后细胞可因发生氧化应激反应产生大量ROS。ROS作为凋亡因子，至少可从三条通路诱导细胞凋亡：DNA双链的断裂、Bid介导的线粒体膜通透性改变、Fas参与的凋亡小体的形成。ROS具有钙离子浓度依赖性，即ROS的产生可通过降低胞内钙离子浓度而受到抑制。ROS并不是细胞凋亡的决定因子，而是可能作为协同因子诱导细胞的凋亡。

（二）胞内钙离子浓度的增加

细胞接受纳秒脉冲电场处理后胞内钙离子浓度的上调，是目前研究的热点之一。通过纳米孔的形成、钙离子通道的开启，胞外、内膜系统的钙离子可瞬间涌入细胞质，从而短时间内使细胞质钙离子浓度急剧上升。钙离子作为第二信使，是细胞内许多生化反应的调节因子。钙离子与胞内ROS的生成相关，参与调节胞内囊泡对细胞膜的融合修复，溶酶体对损伤细胞器的吞噬清除，钙蛋白酶介导的线粒体诱导的细胞凋亡。

四、外源性凋亡

外源性凋亡途径，是新近发现的另一种可能解释纳秒脉冲电场治疗作用、诱导凋亡的通路。不同于内源性凋亡途径，该途径通过激活细胞膜上Fas/CD95受体，信号转导引起caspase3的激活，最终诱导细胞的凋亡。纳秒脉冲电场处理可以刺激细胞内源性*FasL*表达量的增加，增强Fas/CD95-caspase3通路信号，诱导细胞转向凋亡。SiRNA干扰*FasL*基因表达后细胞的存活率比例得到显著提升，反面证实了Fas/CD95-caspase3信号通路在细胞凋亡途径中所发挥的作用。不同细胞系经处理后Fas/CD95信号强弱的差异，侧面解释了不同细胞对于纳秒脉冲电场治疗效果敏感度的不一致。

五、细胞坏死

一些研究组注意到，纳秒脉冲电场处理后细胞肿胀，且细胞的死亡时间远远短于细胞凋亡过程所需的时间。高强度的纳秒脉冲电场处理后，细胞膜上纳米孔的大量形成，导致短时间内溶液中的大量水渗透进入细胞质而导致细胞肿胀，最终引起细胞破裂。因此纳秒脉冲电场处理后并不是所有的细胞都会发生凋亡，其中一部分细胞可能

会转向坏死。

六、细胞自噬

细胞自噬是细胞在受到胞内外不良刺激后激活的自我保护性机制。自噬程序的激活意味着细胞将损伤的细胞膜或者细胞器转移到溶酶体进行降解，并且将原料再利用，尽可能地将损伤作用最小化。尽管细胞自噬是细胞的自我修复和生存机制，但是其同样可以诱导形成细胞的程序性死亡。Ullery等人观察到纳秒脉冲电场处理后细胞质中出现了细胞自噬的早、中、晚期的分子标记物，提示自噬过程可能参与其中。纳秒脉冲电极处理后，细胞膜不可避免地会受到一定程度的损伤，这时细胞内的溶酶体会自动启动清除损伤成分，以维持细胞内的正常代谢平衡。此外，纳秒脉冲电场还会损伤溶酶体。如果电场强度足够大，能够正常行使功能的溶酶体的修复能力不足，那么细胞的命运可能由自噬修复转归为死亡。

七、细胞骨架影响

对纳秒脉冲电场治疗作用的研究往往着眼于其对细胞内、外膜以及细胞器的生物效应。对于亚细胞结构的研究基本鲜有涉及。Michael Stacey研究组的一系列研究发现，高强度纳秒脉冲电场还能对细胞骨架形态产生影响。一般认为，细胞骨架支撑着细胞膜，起着稳定细胞膜结构、保持细胞正常形态的作用。高强度的纳秒脉冲电场刺激还可能通过破坏细胞微丝骨架，影响细胞膜的稳定性，进一步导致细胞形态异常而引起细胞死亡。

纳秒脉冲电场对细胞的作用机制是多方面、多层次的。它不仅可以穿透细胞膜形成纳米孔，引起钙离子的内流；同时可作用于细胞内膜，引起内质网的损伤，线粒体膜电位差的改变；而且可以损伤细胞微丝骨架，导致细胞形态的变化。因此，细胞最终的命运转归，是细胞内外一系列的物理、生化综合因素相互作用的结果。

纳秒脉冲电场在肿瘤治疗方面已经显示出多方面的优势之处，具有极其广阔的应用前景。然而，与之不相对应的是目前纳秒脉冲电场对细胞的作用机制的研究仍处于较为初级的层次，相关知识了解还十分有限，尚未有一个统一系统的模型或理论可用于解释、预测其作用机制。因此进一步阐明电场处理后细胞不同转归结局的原因，摸索出电场的最佳处理条件，以及体内外实验可能引起的治疗效果的差异，都将是我们接下来亟待解决的关键问题。

（崔光莹，余祖江）

第九章　不可逆性电穿孔技术

第一节　不可逆性电穿孔消融肿瘤的原理及优点

电穿孔技术（electroporation）是通过高电场能量的作用促使细胞膜出现通透性孔径的技术，通过调整电场能量的高低和作用时间的长短，可使通透小孔呈现出可逆性和不可逆性两种状态。在21世纪之前的过去几十年，科学家们主要专注于研究可逆性电穿孔技术（reversible electroporation，RE），通过此技术对肿瘤细胞输注细胞毒性药物和抗肿瘤基因药物，开启了电化学疗法的篇章，而认为不可逆性电穿孔（irreversible electroporation，IRE）作为其中一个不良作用，完全忽视了其抗肿瘤效应。

自从2005年B. Rubinsky教授阐释了不可逆性电穿孔技术可应用于消融肝癌并建立相关数学模型后，后续多个中心开展了不可逆性电穿孔技术应用于肝胆胰肿瘤的临床试验。截至2016年，已经有不少于上千例肝胆胰腺肿瘤患者从IRE消融治疗中获得生存受益，揭示了其在消融实质器官肿瘤方面可获得与其他消融技术相似的效果。最近，不可逆电穿孔技术消融肿瘤的临床成功应用，对脉冲功率技术和肿瘤生物治疗两个领域的结合进展产生了巨大的影响，为肿瘤的多学科综合治疗提供了一条崭新的途径，在国际生物电磁医学和肿瘤治疗领域引起了广泛关注，新闻网（Newswise）、每日科学（Science Daily）等科研新闻门户网站竞相报道，称其为“具有研究潜力的肿瘤治疗新手段”。

一、原理

不可逆性电穿孔（IRE）是一种全新的不产热局部消融技术，通过配对电极产生高强度电脉冲造成目标区域内肿瘤细胞膜不可逆性损伤，破坏细胞内外平衡进而诱导细胞凋亡，达到消融肿瘤的目的。因该技术对细胞膜造成的损伤孔径为纳米级，因此被称为“不可逆性电穿孔”。

二、硬件设备

目前临床应用的不可逆性电穿孔消融仪组成部件主要包括：①发生器；②脚踏开关，连接到发生器；③一次性电极。单电极探针有15 cm和25 cm两种长度规格，电极的使用、包装和运输都要求在无菌环境中进行，共有6个探针输出端口，可以同时连接6个电极，每回消融仅有一对电极会作用。

三、消融效应

目前，IRE最常以两根单极针（正极及负极）产生高电场能，其效应区域可通过数学模型进行可视化。消融效果主要取决于脉冲长度和电场强度：电场强度最低不能低于50 V/cm，否则对细胞膜没有破坏作用；脉冲越长，对细胞膜造成的纳米孔损伤越不可逆，越短则越趋向于可逆性损伤从而影响消融效果；但是脉冲长度与电场强度超过一定程度则会产生热效应。因此，目前IRE消融设备最高输出电压为3 000 V，电流为50 A。

四、优势

（1）不产热效应：不可逆性电穿孔主要通过高能量脉冲造成细胞膜不可逆性损伤以达到消融目的，用于治疗的脉冲能量强度不具有产热效应。不产热效应是不可逆性电穿孔最突出的优势，使其可用于热消融应用受限的肿瘤患者，不仅不受“消融热沉没效应”影响，且对脉管系统几乎不造成损伤。一项研究报告揭示了IRE用于不同器官来源的129例邻近血管的肿瘤消融，通过增强CT检测血管直径、开放率和缺失等指标，发现158条0～1 cm血管中仅有7条（4.4%）出现改变，证明IRE对血管无损伤作用。

（2）保留消融区组织结构：区别于具有温度依赖性的消融方式，纤维组织和其他细胞基质成分不会在不可逆性电穿孔作用下变性。因此，不可逆性电穿孔消融在消融的同时不会破坏组织结构以及脉管组织，消融边界清晰，也不会增加肿瘤转移的潜在风险，组织结构的保留还可促进组织修复和功能恢复。

（3）免疫旁观者效应：免疫旁观者效应是指对原发肿瘤组织进行不可逆性电穿孔消融术后，促进免疫系统激活，增强对原发肿瘤及转移瘤的免疫杀伤作用。不同于热消融技术对于肿瘤组织抗原性的摧毁性破坏，不可逆性电穿孔治疗促进肿瘤细胞死亡但是保留了其抗原性，细胞凋亡促进了具有免疫原性的肿瘤成分释放。再者，不可逆性电穿孔保留了消融区血管组织，也促进了免疫细胞的再次浸润。有研究提示，IRE消融后，外周血中$CD3^+$ T淋巴细胞、CD4/CD8淋巴细胞比例明显上升，而免疫抑制分子IL-10水平显著降低。

（4）实时监控：目前经皮穿刺路径是实施实体肿瘤IRE消融最常用的路径，由于暂无整合影像学设备和电极的不可逆性电穿孔仪器，现IRE消融术通常在B超或者CT引导下准确置放电极。因此，IRE消融的同时操作者可实时观测消融区域有无改变，并可通过不可逆性电穿孔仪器对电极进行以1 mm为单位的微调，达到充分彻底消融的目的。

（5）消融时间短：IRE所需脉波数一般为70～90个，持续时间为90～100 μs，90个100 μs的超短脉冲即可充分消融直径1 cm以内的实体肿瘤，针对肿瘤直径较大或者其他需要多次消融的肿瘤类型，总体消融时间短，短暂的手术时间不仅能降低麻醉风险，也有助于患者的术后恢复。但需注意的是，不可逆性电穿孔治疗不能追求所谓的“快速”，应充分评估消融的彻底性，以达到充分消融的目的。

第二节　不可逆性电穿孔消融肿瘤的临床操作

一、IRE适应证和禁忌证

（一）适应证

IRE是一项新兴的技术，虽然临床试验逐年增多，但是目前研究主要报道了IRE用于前列腺癌、肝癌、肺癌、肾癌、胰腺癌等实体肿瘤病灶的软组织消融。在胰腺癌中，目前主要用于Ⅲ、Ⅳ期胰腺癌及失去手术机会的进展期胰腺癌患者。

（二）禁忌证

尽管在心电监护下进行IRE消融，但是高能量脉冲进入人体仍然会导致心脏功能紊乱等情况。因此，存在以下情况的患者禁止使用纳米刀陡脉冲治疗仪进行消融手术：①心律失常病史；②电解质紊乱（易致心律失常）；③肿瘤靠近心脏组织；④不能耐受全身麻醉；⑤消融区域存在植入的心脏起搏器或除颤器；⑥消融区域附近植入电子设备与金属零件；⑦消融病灶位于眼部，包括眼睑；⑧近期发生过心肌梗死。

二、实施路径

（1）经皮穿刺：手术室内外麻醉都可选择，在B超或者CT引导下，1对或者多对单极探针经皮穿刺进入消融部位，通过数学模型与操作显示器上模拟消融区域，并可进行电极位置微调，如图9-1所示。

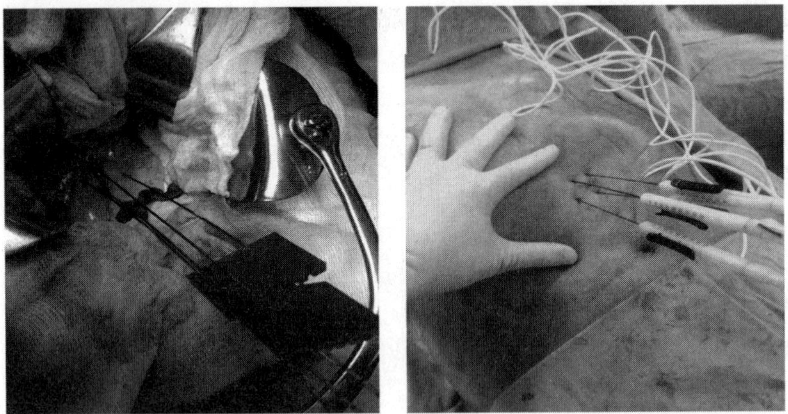

（a）开腹直视路径　　（b）经皮穿刺路径

图9-1　IRE消融实施路径

（2）切开直视下：对于患者腹内情况复杂如病变粘连严重或者胸壁纤维化增厚难以穿破等情况，可通过切开组织暴露病变区域，直视下置放探针，进行IRE消融。

（3）腔镜辅助下：腔镜辅助下IRE消融一般在同时需要腔镜手术时考虑，如肝门部肝癌IRE消融合并胆囊切除术，可选择在腹腔镜辅助下置放探针。

三、操作步骤

以开腹直视下行进展期胰腺癌IRE消融术为例：基于胰腺的解剖位置和邻近大血管的特点，选择开腹操作路径可更加安全及准确地放置电极针。开腹后可评估是否可以手术切除，如可切除肿瘤，则在切除后对手术边缘进行IRE消融；如不可以切除，则在B超引导下进行肿瘤IRE消融。患者手术室内接受全身麻醉和肌松药物，开腹后，2～6对电极针经皮穿刺置于拟消融肿瘤周围。电极针数目依肿瘤大小确定，肿瘤越大所需电极针也就越多。正负两极对应电极针通常相距1～2 cm，通过固定架保持平行对称。深度一般不超过1.5 cm，否则会产生过大电流导致产热效应。100 μs内通过发生器释放90个2 000～3 000 V的脉冲波进行消融，当虚拟消融区域覆盖整个肿瘤时即可完成IRE消融。IRE设备与心电图R波（不应期）同步，首先释放20个脉冲波，检测消融区域，根据目标电流值（15～30 mA）调整电场强度和脉冲长度。所需手术时间包括置针时间、释放脉冲波时间、充电时间及移除电极针时间。抗性的下降和电流的升高可提示消融完成度，额外的180～270个脉冲波可获得更加充分的穿孔效应。如果肿瘤深度大于1.5 cm，则需边撤回电极边消融。消融期间，需紧密监测心电图、血氧饱和度、血压、体温、肌电图、脑电图及二氧化碳图等，术后建议禁食3～5 d，常规CT检测。

四、并发症

（1）电脉冲相关并发症：心律失常，肌肉收缩（在充分使用肌松药的情况下，较少发生），高血压（通常为收缩压升高）。

（2）消融位置相关并发症：自发性气胸，出血，胆道并发症（发生率6%），静脉血栓（报道2例），胰腺囊肿，胰腺炎，腹痛（几乎见于所有IRE患者，疼痛程度多为Ⅰ级）。

第三节 不可逆性电穿孔消融胰腺癌的临床实例

一、IRE消融胰腺癌的背景和现状

胰腺癌因其早期诊断率低、治疗效果差、死亡率高被称为“癌中之王”。根据中国肿瘤登记中心发布的肿瘤发病情况登记年报数据，我国的胰腺癌呈现高发态势，而胰腺癌早期发现率仅为1%～2%，仅10%～20%的胰腺癌患者具有手术机会，且手术后胰腺癌患者的5年存活率仍小于20%。由于胰腺组织富含胰管，邻近胆管、肝动静脉等脉管结构，因此极大地限制了传统热消融技术的应用。得益于不产热优势，IRE消融对血管、神经、胰管等脉管组织损伤可忽略，促使IRE在治疗胰腺癌特别是局部进展期（locally advanced pancreatic cancer，LAPC）丧失手术机会的胰腺癌患者中日益受到重视。在早期猪模型中，IRE消融术后所有实验动物均未发生腹水、胰腺坏死等情况，证实了IRE消融的安全性。路易斯维尔大学R. C. Martin教授于2009—2011年率先开展了

进展期胰腺癌IRE消融临床试验，27位患者术后未出现淀粉酶、脂肪酶升高等胰腺炎指标，所有患者成功随访90 d，证实了IRE消融对于进展期胰腺癌的安全性和有效性。R. C. Martin教授团队后续又联合多个研究中心拓展临床试验样本，增加随访时间，通过临床Ⅱ、Ⅲ期临床试验结果进一步证实IRE消融可使进展期胰腺癌患者获得生存收益。此外，2015年，M. P. Belfiore等报道了20例胰腺癌患者在进行标准化疗后，又接受了经皮穿刺IRE消融治疗，随访6个月后影像学提示肿瘤平均缩小48%，无一出现肿瘤进展，表明IRE消融联合化疗的安全性和有效性，IRE消融可成为胰腺癌临床辅助治疗的有效策略。由于胰腺癌患者在确诊时一般出现转移和局部进展情况，因此导致根治性切除难以获得。D. Kwon等人报道了48例局部进展胰腺癌患者在接受手术切除治疗后手术边缘接受IRE消融治疗，随访24个月后发现仅有6%的患者出现了局部肿瘤复发，此结果表明了IRE消融不仅用于临床辅助治疗也可作为手术辅助手段，促进根治性切除的成功率。除此之外，IRE技术联合化疗、免疫治疗等其他胰腺癌治疗策略具有协同抗肿瘤效应，患者具有更好的短期生存获益及更少的术后并发症。截至2016年9月，超过10家中心报道了超过700例的胰腺癌患者接受了IRE消融治疗并获得了生存收益。基于此，可以得知IRE消融技术的发展为胰腺癌患者的治疗提供了全新的治疗方案。

二、IRE消融胰腺癌的患者指征

（1）可耐受开腹过程。

（2）超过4个月放化疗无明显效果的局部进展期胰腺癌（通常Ⅲ期）。

（3）肿瘤直径3.5 cm以内。

（4）无远端转移。

（5）无上述禁忌证。

三、IRE随访策略

（1）患者一般情况评估：心电图、血常规、尿常规、电解质、肝功能、肌酸激酶MM、肌酸、血糖浓度、凝血酶原时间、心肺复苏（cardiopulmonary resuscitation，CPR）等应于术后第1天评估，一周后再次评估。

（2）肿瘤评估：完成消融后第一时间记录肿瘤B超、CT或者MRI影像学特征，术后一个月内由于肿瘤细胞凋亡未充分，于影像学上没有明显改变，可在术后2～6个月进行连续性影像学检测以评估肿瘤消融效果（图9-2）。

（3）随访时间：患者自手术日后第一次返回医院进行复查应在1个月（±3 d）后，后续每隔3个月（±7 d）回院复查，随访时间为12个月（±14 d）。

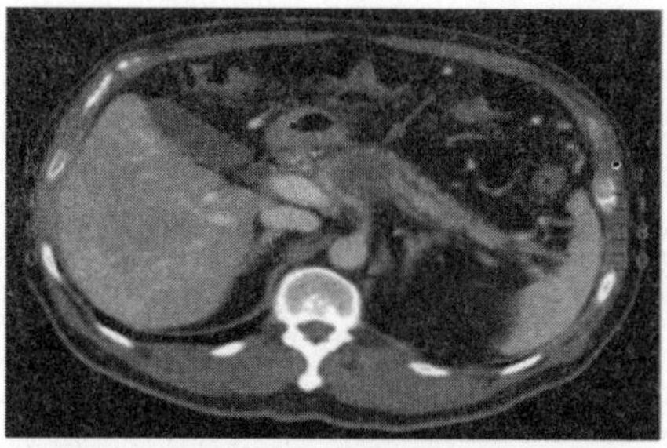

（a）IRE术前

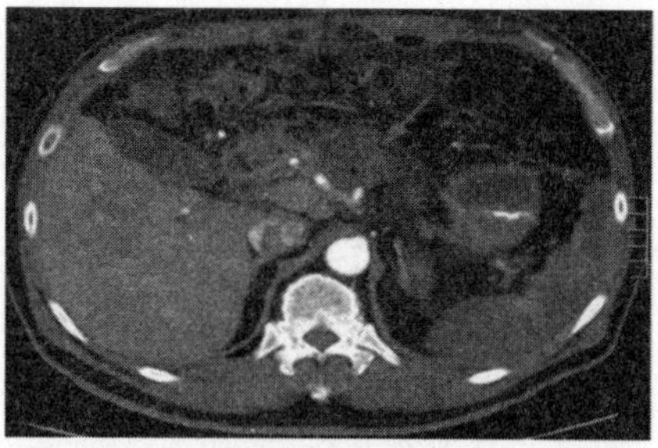

（b）IRE术后14天

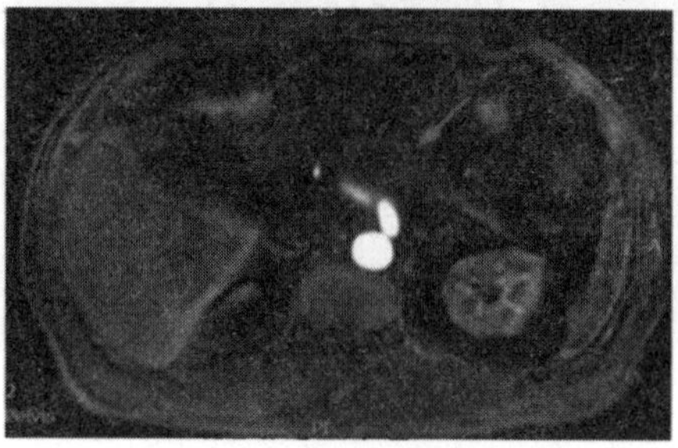

（c）IRE术后2个月

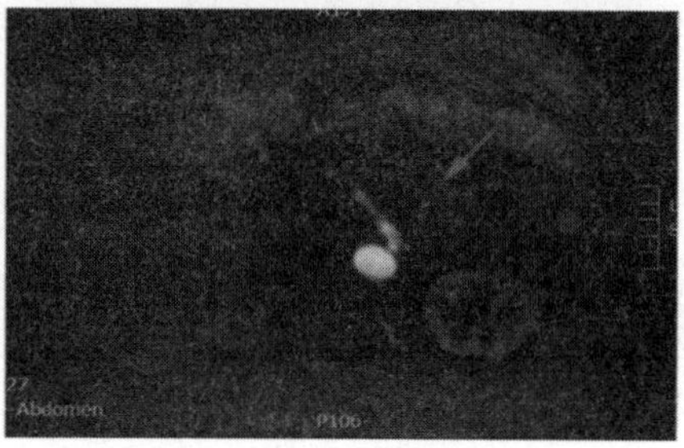

（d）IRE术后1年

图9-2　IRE消融胰腺癌术前术后对比

（林丙义，吴李鸣）

第十章　不可逆性电穿孔消融实体肿瘤

第一节　不可逆性电穿孔技术简介

一、发展概述

电穿孔是利用电脉冲来增加细胞膜的通透性，这种效应既可以是可逆的，也可以是不可逆的，这取决于所提供的电压，当电场强度为50～1 000 V/cm时为可逆，为1 000～3 000 V/cm时为不可逆。Neumann等人在30多年前提出应用电穿孔技术在细胞膜上产生暂时的孔来促进基因进入小鼠瘤细胞内。Okino等人于1987年及Mir等人于1991年提出将非渗透性抗癌药联合电脉冲，极大地增加了疗效，这种治疗也就是为人们所知的电化学疗法。Davalos等人利用数学模型及体外模型进一步证明了不可逆电穿孔（IRE）能够像其他消融技术一样既可以灭活消融大量的组织，又不会产生任何热损伤，也不需要辅助用药。这为进一步研究不可逆性电穿孔杀伤癌细胞奠定了基础。

二、设备介绍

不可逆性电穿孔主要组成部分包括发生器、消融探针（1支主针及1～5支副针）、心电同步仪等。发生器主要用于产生高压低能直流电脉冲，并监测靶区电场阻抗改变。消融探针为19 G的一次性消融探针，其针尖暴露深度可调（0～4 cm），针杆表面涂以绝缘层，并带刻度（长度15 cm或25 cm两种）；电场在各消融探针针尖之间产生，故要求各探针要平行，深度保持一致，针间距离在一定范围内（10～22 mm）。心电同步仪用于监测ECG，自动检测R波并向发生器发送触发信号，发生器延迟50 ms后产生70～100 μs的电脉冲，此时正好处于心室不应期内或之前。

三、治疗原理及特点

不可逆性电穿孔通过探针对靶区细胞释放高压脉冲，使其细胞膜产生纳米级的不可逆性电穿孔，细胞内外平衡遭到破坏，从而导致细胞凋亡。肿瘤细胞凋亡后，体内吞噬细胞将细胞碎片吞噬掉，不留下任何痕迹，治疗区域逐步被正常组织所取代。

（一）特点

（1）消融时间短。治疗直径约3 cm的实体肿瘤时，不可逆性电穿孔一般只需90个100 μs的超短脉冲。一组治疗时间不到1min。因此，即使有3个或4个相互重叠的消融区，全程的消融时间也不会超过5 min。

（2）消融区重要结构得以保留，如血管、胆管、胰管、尿道、神经束等。因不可逆性电穿孔只针对细胞膜脂质双分子层起作用，胶质结构不受影响。

（3）IRE不属于热消融。IRE不是依靠升温或降温使蛋白质变性，不会受“热池效应”影响，不会因肿瘤靠近大血管而消融不彻底。

（4）消融边界清晰。

（5）细胞死亡方式为凋亡，由吞噬细胞清除细胞碎片并促进正常组织再生和修复。

（二）不足

强电刺激将产生肌肉收缩，故术中要求全麻以保证治疗顺利完成。

（三）禁忌证

（1）患心律失常或装有心脏起搏器。

（2）消融区域附近植有电子设备与金属物，如支架等。

（3）近期发生过心梗的患者。

第二节　不可逆性电穿孔的临床应用

动物实验已证明其安全性及有效性，不再赘述。现介绍不可逆性电穿孔在肝脏、胰腺、前列腺、肺的临床应用。

一、IRE在肝脏的临床应用

原发性肝癌分期主要根据巴塞罗那临床肝癌（barcelona clinic liver cancer，BCLC）分期。BCLC根据肿瘤大小及数量、肝功能、体力状态进行分期，同时给出各期最佳治疗方案。BCLC在1999年提出，后修订两次：第一次，在2002年提出肝动脉化疗栓塞对中期肝癌有益；第二次，在2008年提出索拉非尼对晚期肝癌有益。

手术切除可使患者得到最佳的生存获益，但要求患者无肝硬化、无严重门静脉高压，肿瘤孤立，所以，只有10%～15%患者适合行手术切除。由于推行“米兰标准”，肝移植的疗效得到极大改善。“米兰标准”要求患者单一肿瘤小于5 cm或肿瘤不多于3个且最大者小于3 cm。根据最新文献报道，符合“米兰标准”的患者肝移植后获得4年生存期的超过80%，此结果甚至超过了外科手术。根据美国肝病研究协会的推荐，消融治疗可以作为非手术患者最佳的治疗手段。消融治疗手段多样，包括经皮射频消融（radio frequency ablation，RFA）、微波消融、无水乙醇注射、冷冻消融等。应用最广泛的是RFA，但RFA有其局限性：第一，病灶周围热敏感组织结构的损伤，如胆道、胆囊、肝包膜、结肠、胃；第二，邻近大血管的病灶由于“热池效应”导致肿瘤无法完全消融。微波消融作为一种新的热消融技术，可以在更短的时间内消融更大的区域，但还是存在热消融的局限性。这些局限性激发了人们对能够保护非靶区组织和不受热池效应影响消融手段的兴趣。

第一个IRE的临床实验是由Thomson等人发表采用单中心前瞻性非随机队列研究来评估IRE的安全性。38位晚期肝、肾或肺恶性肿瘤的患者（69个肿瘤）在全麻状态下进行IRE的标准治疗。30 d内无一人死亡，最常见的并发症包括心律失常、臂丛神经损伤、气胸和疼痛。术中有4位患者出现短暂性室性心律失常，遂对之后的30位患者给予了同步心电监护。Thomson等人认为在同步心电监护下IRE应用于临床是安全的。

Narayanan G. 等人分享了他们在2010年1月至2011年8月IRE治疗原发性肝癌和结直肠癌肝转移瘤的经验。首要的观察结果是无进展生存期（progress free survival，PFS），疗效评价依据改良版实体肿瘤治疗疗效评价标准。33例无法切除的原发性肝癌接受IRE治疗，其PFS是11.6个月（95%可信区间，10.2～12.9个月）。3例患者之后接受了肝移植治疗。尽管有1例患者（3%）在术后25 d死亡，但与治疗无关。术后并发症包括气胸[n=2（6%）]、胸腔积液[n=2（6%）]、房扑/房颤[n=2（6%）]。这些初期实验结果证明IRE治疗原发性肝癌是安全和有效的，这与RFA早期的临床数据相似。

2015年关于IRE治疗肝脏血管旁恶性肿瘤的研究报道，评价了其安全性及短期疗效。在这篇报道中，经开腹或经皮途径治疗28位患者（65个肿瘤），肿瘤大小中位数为1 cm（0.5～5 cm）。25个肿瘤距离肝静脉1 cm，16个肿瘤距离第一肝门大血管1 cm。并发症包括术中心律失常1例、术后门静脉血栓1例，总发生率为3%，无与治疗相关的死亡事件。中位随访时间为6个月，1位患者病灶残留（3.6%），3个肿瘤局部复发（4.6%）。

Narayanan G. 等人认为IRE也有其自身的局限性：①多针布针时各针之间有一定的距离要求，同时各探针需要平行排布，但这是很有难度的，可能会受肋骨等组织妨碍。②IRE无法像RFA和微波消融一样进行针道消融。③目前仍不明确影像随访时间及随访的最佳形式。

二、IRE在胰腺的临床应用

胰腺癌是西方国家因肿瘤死亡的第四大癌症。确诊时只有20%的患者可以手术切除，40%患者已有远处转移，另40%已是局部晚期。局部晚期胰腺癌的治疗手段是很有限的，目前的治疗指南推荐同步放化疗后行单一新辅助化疗或联合诱导化疗。尽管肿瘤多学科治疗有了一定发展，但胰腺癌患者的中位生存期及总体生存期仍然很差。另外，多数患者在确诊时肿瘤已无法切除，且相当部分的患者已是局部晚期，化疗及放化疗效果不理想。Frigerio等人认为尽管可能会产生严重的与热相关的并发症，但是消融技术治疗胰腺癌似乎仍然可以取得令人鼓舞的结果。

Salvatore Paiella等人的一项前瞻性、非随机、单中心临床研究，是关于评价IRE治疗局部晚期胰腺癌患者的安全性及可行性。入组10位患者（5男5女），年龄中位数66岁，所有患者均为经细胞学诊断为无法切除的局部晚期胰腺癌患者，且对化疗及放化疗等标准治疗无效，肿瘤大小中位数为30 mm，治疗途径为经开腹途径，治疗时间中位数为79.5 min。1位（10%）患者出现2个与治疗相关的并发症：胰腺脓肿、胰十二指肠瘘。3位患者出现早期疾病进展：1位患者术后30 d发现肺转移，2位患者术后60 d发现肝转移。总体生存期平均为7.5个月（2.9～15.9个月）。

在Salvatore Paiella等人的研究中，并没有发现IRE治疗术中或术后与热效应有关的并发症，如血栓，胰腺炎，十二指肠出血、狭窄、溃疡穿孔或出血，只有1位患者出现脓肿和内瘘需要保守治疗。1例患者死亡，其原因并非是IRE直接导致的，而是由于开腹术后免疫力下降，导致术前未发现的急性结肠炎最终发展成败血症。虽然IRE治疗经皮途径刚刚兴起，但已经有研究报道认为经皮途径是安全的，可以减少创伤和免疫抑制效应，并发症发生率为29%也是可以接受的。但是不论经皮途径还是经开腹途径均需要专业的、熟练的介入放射学专家及大型胰腺外科中心，以保证手术安全。胆道或十二指肠金属支架是禁忌，因为金属会传递热量并导致损伤。当然患者心律失常或装有心脏起搏器也是IRE的绝对禁忌。

根据影像随访，Salvatore Paiella发现肿瘤在IRE术后60 d开始增大，90 d后逐渐减小。这反映了消融区和周围组织的病理改变。Salvatore Paiella推测肿瘤术后60 d增大是由于炎症反应和修复过程（因为没有增强扫描，所以无法区分水肿带及消融区）。这种效应在90 d后逐渐减弱，肿瘤也逐渐减小。这与猪模型实验结果相似，同时也得到了病理标本证实。一些学者认为，由于肿瘤血管充血，最好通过CT增强扫描静脉期来研究消融区域的改变。低能直流电（low energy direct current，LEDC）的效果在很大程度上与组织中电场（相关变量包括电压、电极间的距离和电极插入的深度）的分布有关，这要求达到最佳的电极排布和肿瘤覆盖，以达到完全消灭肿瘤，或者至少明显改变肿瘤微环境的目的。

Salvatore Paiella等人认为IRE治疗局部晚期胰腺癌是安全的、可行的，可以作为多学科治疗的一种选择，但仍需要进一步的研究：①IRE治疗局部晚期胰腺癌的总体生存率、带瘤生存率、对患者生活质量的影响等还需进一步研究；②IRE治疗后是否有必要化疗，如果需要，哪种方案是最佳的，需进一步研究；③IRE作为一种新兴的局部消融技术，需要更多的研究来评价其应用时机，是作为药物治疗前的一线方案还是药物治疗后控制局部肿瘤生长、预防或推迟转移播散的二线方案；④IRE进一步应用的评估，包括首次治疗的局部晚期胰腺癌、局部复发胰腺癌、胰腺内分泌癌肝或肾上腺转移瘤。

三、IRE在前列腺的临床应用

目前，有大量前列腺癌的随机对照实验数据挑战传统的前列腺癌诊治方法。这有两个原因：第一，很多前列腺癌患者是无痛的，不影响其生活质量；第二，前列腺癌的治疗措施主要是针对整个腺体的，如手术、放疗，这将会导致周围组织的损伤和并发症。根治性手术后勃起功能障碍、尿失禁、肠毒性的发生率分别为40%～95%、10%～20%、5%～35%。减轻传统治疗损伤的方法之一是局部治疗，定向治疗前列腺的肿瘤区域而避开腺体的其他部分。通过保留前列腺组织和周围重要结构，如外部尿道括约肌、神经血管束、膀胱颈、直肠，可使并发症明显减低。最近的一份系统回顾表明有多种能量形式可用于局部治疗，总的来说，局部治疗后勃起功能障碍、尿失禁、肠毒性的发生率变得更低，发生率分别为0～46%、0～5%、0～33%。肿瘤控制率方面，局部治疗后活检证实4%～50%患者肿瘤残留，而只有0～17%残留肿瘤被认为是有临床意义的。目前应用较多的能量形式是热能，例如，冷冻治疗利用低于-40 ℃的温度，高强度超声聚焦（high intensity focused ultrasound，HIFU）利用高于60 ℃的温度。利用热能消融组织具有一定缺点：第一，对前列腺的不同结构没有选择性（神经、基质、脉管系统、腺体），因而将会产生附带损伤；第二，前列腺内外的血管产生的热池效应将会导致治疗不足，尤其是高温治疗；第三，前列腺局部治疗的精确度难以达到毫米级要求。因此，需要既能很好控制肿瘤又能保护周围组织的新技术。

IRE利用低电压微直电流永久性地破坏细胞膜，从而导致细胞死亡而不产生热效应。IRE用于前列腺癌局部治疗的优势有：第一，电场外的组织理论上不受损伤；第二，在临床前的研究中发现IRE具有组织选择性，所以胶原结构如血管、神经、尿道或许不受损伤。

在临床前研究测试IRE和Ⅰ期实验的基础上，Massimo等人设计了一项单中心的前瞻性研究，目的是确定不可逆性电穿孔治疗局限性前列腺癌的副作用、泌尿生殖系统副作用及早期生理学结果。设计入组20位经磁共振检查证实的前部前列腺癌患者，入组标准包括前列腺特异性抗原（prostate specific antigen，PSA）≤15 ng/mL，Gleason评分≤4+3，分期T2NOMO，无其他临床重大疾病等。局部IRE治疗后12个月内检测患者IPSS、IIEF-15、EQ-5D、FACT-P术后6个月时行多参数磁共振检查和定向经会阴靶区活检来评价早期疾病控制率。

关于前列腺癌的临床意义，目前缺乏广泛的共识，但现在普遍认为绝大部分前列腺癌并不影响患者生存期。然而，有临床意义前列腺癌的特征包括肿瘤分期、分级、体积。对于局限性前列腺癌，Gleason分级是最重要的预后指标。在大队列的研究中，单纯Gleason分级3+3的患者在超过15年的随访时间内很少发生转移或因病死亡。肿瘤体积也是浸润性的一个关键因素，但体积临界值并没有确定。过去认为0.2～0.5 mL有意义，但最近一份研究（ERSPC）认为1.3 mL是体积临界值。绝大多数患者因局部治疗而获益，包括肿瘤学获益和功能保护。另外，由于所选择的患者肿瘤均位于前列腺的前部，所以直肠尿道瘘的风险基本不会发生。动物实验已经证明，IRE可以消融前列腺组织而保护尿道括约肌、神经血管束、尿道等基质结构。如果这在临床研究中也能如此，前列腺治疗最严重的副作用尿失禁、勃起障碍发生率或许能极大降低。由于前列腺癌自然病程的延长，早期的研究只进行了中短期的随访，生存期已很难作为评价治疗后肿瘤学效果的标准。前列腺特异性抗原（PSA）被认为是前列腺癌根治术后可靠的疗效评价指标，但是局部治疗后残余的前列腺组织仍会继续分泌PSA，所以监测PSA意义不大。虽然所选择患者的病灶是磁共振可见的，但多参数磁共振并不足以作为IRE术后局部控制的评价指标，唯一可靠的评价指标只有治疗区组织的组织学分析。

Massimo等人此研究设计的局限性：第一，仅选取前部前列腺癌患者，而大约2/3的前列腺癌位于前列腺后部，二者在组织结构上是不同的，因此IRE治疗可能会有不同的疗效。第二，此研究是单中心的，且其研究中心尤其擅长前列腺的局部治疗和经会阴穿刺技术，其实验结果不一定会得到广泛验证，但多中心的临床研究仍是需要。

四、IRE在肺的临床应用

局部热消融治疗肺恶性肿瘤是胸部手术之外广泛应用的治疗手段。由于肺中央型肿瘤紧邻大血管且要求避免损伤支气管等结构，热消融治疗受到一定限制。另外，与正常肺相比，慢性阻塞性肺疾病（chronic obstructive pulmonary disease, COPD）或肺气肿患者热消融后局部肿瘤控制率更低。这可能是由于RFA时空气隔热或降低了导热，而微波消融时可能影响不大。

动物模型标本组织病理学研究发现尽管软组织发生凋亡和坏死，但包含胶原基质的结构如胆道、血管、肾盂等的功能得以保留。但是，此技术在几个关键方面并不成熟：①治疗成功的评判标准尚未确定；②治疗参数在体外实验中已经成熟，临床数据因患者样本小而未得到广泛验证；③绝大多数的Ⅱ期实验队列并不代表前瞻性数据，而只是回顾性报道，而且多数文章未提及技术参数和机器设置的细节。目前没有确凿的证据认为IRE治疗肺恶性肿瘤是有效的。

Jens Ricke等人为评价IRE治疗肺恶性肿瘤的安全性和有效性，进行了一项前瞻性单组实验，入组患者为原发和继发肺部恶性肿瘤患者，肺功能正常。首要及次要观察终点分别为安全性和有效性。2个研究中心共计36位患者，患者全麻状态在CT透视引导下完成IRE治疗，所用IRE系统为NanoKnife（AngioDynamics），消融过程的系统设定均按照厂家推荐。采用Mann-Whitney U检验评价9个技术参数与局部肿瘤控制的相关性，随访时间中位数为12个月。但实验结果却是令人失望的，所期待的疗效在期中分析中并未出现，完成23位患者（2个中心分别为13位和10位）后实验提前终止。多数肿瘤为结直肠癌肺转移（n=13），肿瘤直径中位数为16 mm（8 ~ 27 mm）。23位患者中出现气胸11例，需要胸腔置管8例（35%），肺泡出血常见，但未见明显咳血；疾病进展14例（61%），疾病稳定1例（4%），部分缓解1例（4%），完全缓解7例（30%）；针道种植3例（13%）。

此研究是第一个评价IRE治疗肺恶性肿瘤安全性及有效性的对照实验。此技术对于8 ~ 27 mm的肿瘤局部控制率只有39%（包括完全缓解、部分缓解、疾病稳定），所以认定IRE治疗肺恶性肿瘤无效。由于IRE应用于其他肿瘤的巨大成功，在肺肿瘤的失败是出乎意料的。比如，Scheffer等人研究10例可切除的结直肠肝转移瘤，行开腹手术，先行IRE治疗，1 h后切除病灶，对组织标本进行组织生理染色。尽管IRE与肿瘤切除的时间间隔比较短，但肿瘤细胞完全死亡。关于肺肿瘤IRE，只有2组案例报道了6位患者8个病灶，经随访所有病灶均进展。一些学者提出，肺组织会影响导电性从而影响IRE的治疗效果。肺组织并不密实，产生极大的电流阻抗，同时空气也是很强的绝缘体。而此设备的功能就是将能量从一个电极传递至另一个电极，电穿孔的细胞副作用仅局限于电极周围。电极必须置于肿瘤的周围。由于肿瘤为球形，电极的一部分必定会接触肺组织，因此电场的均匀性和肿瘤消融的效果将难以保证。IRE被广泛认为不会产生热能，只破坏细胞成分而保留组织的血管等胶原基质。在此研究中，邻近大血管的肿瘤的局部控制率更差（P=0.072）。但是Jens Ricke等人认为大血管周围组织导电率的改变破坏了电场的均匀性，这似乎可以合理解释局部控制率差的原因，今后的研究应评价大血管是否是肺恶性肿瘤IRE术后效果差的预测因素。

至今没有可靠的指标在IRE治疗术中明确肿瘤消融是否彻底。Jens Ricke等人评估了很多技术参数与结果之间的相关性，发现只有电流的相对增加与局部控制率有明显相关性。IRE造成细胞膜上小孔的开放，细胞膜将无法隔离带电离子，细胞膜原本的电绝缘性遭到瓦解，若消融成功，电极之间的组织电阻抗将降低，电流逐渐增加。所以

Jens Ricke提出，应在未来的研究中验证消融术中电流的相对增加能否作为消融彻底的评价指标。

在Jens Ricke的实验中，气胸发生率高达48%，其中大部分需要胸腔置管；而射频的气胸发生率为3%～40%，胸腔置管率仅4%。另外，与射频等热消融相比，IRE多针无法进行针道消融。在其实验中，发现3例（13%）针道转移。肺射频或微波治疗常规行针道消融，未发现明显针道种植。Jens Ricke在针退出肿瘤前没有将针尖收回到绝缘层内（绝缘层决定针尖的长度，最长达4 cm，针尖到位后，绝缘层收回露出针尖），但并不清楚撤针时封闭针尖是否会降低种植的风险。

IRE的安全性及有效性已在动物实验中得到证实，在肝脏、胰腺、前列腺等临床实验中初步验证了其安全性及有效性，但在肺的临床实验中安全性得以证实但并未获得有效性的证据。

IRE与热消融相比具有明显的理论优势，但由于其处于初步临床实验阶段，仍有较多需要临床进一步验证和解决的问题，例如：①布针要求严苛，手术难度较大；②术中确定消融完全的评价形式及标准；③针道无法消融；④目前临床实验样本小，缺少大样本多中心多病种的对比研究；⑤IRE作为一种局部治疗手段，如何与其他治疗手段组合进行综合治疗。希望随着临床实验的进一步推进，不可逆性电穿孔消融的价值得到更大的挖掘和体现，为临床治疗提供一种新的治疗选择。

（朱统寅，孙军辉）

第十一章　脉冲电场在介入放射消融中的临床应用

介入放射学（interventional radiology）一词由Margulis于1967年首次提出，简称介入治疗，是应用现代高科技手段进行疾病诊断与治疗的一种微创性技术，是在医学影像设备的引导下，以影像诊断学和临床诊断学为基础，结合临床治疗学原理，利用导管、导丝等器材对各种疾病进行诊断及治疗的一系列技术。即在影像医学（X射线、超声、CT、MRI）的引导下，通过经皮穿刺途径或通过人体原有孔道，将特制的导管或器械插至病变部位进行诊断性造影和治疗的学科，或通过组织采集，进行细胞学细菌学及生化检查。介入放射学以其微创性、并发症少、疗效好等特点而受到医学界的普遍重视。

第一节　介入放射学发展概况

介入放射学的形成和发展经历了一个漫长的探索过程，是人们长期同疾病斗争的经验总结。其发展过程中值得铭记的里程碑事件列举如下：1896年，Hasher、Morton在伦琴发现X射线后不久，即开始用石膏作造影剂进行尸体动脉造影。1910年，Franck和Alwens进行狗、兔的动脉造影实验。1923年，Berberic使用溴化锶注入人体血管进行造影，同年，Sicard和Forestier用碘罂子油做静脉造影。1924年，Brook用50%的碘化钠做人体股动脉造影。1929年，Werner Frossmann成功将导管从自己的上臂静脉插入右心房，首创心导管造影术，并因此获得诺贝尔医学奖。1941年，Farinas采用股动脉切开插管做腹主动脉造影。1951年，Bierman用手术暴露人体颈总动脉和肱动脉的方法做选择性内脏动脉造影，并进行了第一次动脉灌注化疗。1953年，瑞典青年医生Seldinger在护士静脉穿刺的启发下，首创了局部麻醉下经皮动脉穿刺，在导丝引导下开展动脉插管造影技术。由于该法操作简单、损伤小、无须缝合血管，完全替代了以往手术切开暴露血管的方法，因此很快被广泛采用，成为现代介入放射学的基本操作技术。1962年，Newton首先采用栓塞血管的方法治疗脊椎血管瘤。1963年，Nusbaum采用动脉内灌注血管收缩剂治疗消化道出血获得成功。1964年，Dotter使用同轴导管技术，为一例下肢坏疽的妇女进行血管成形术获得成功，标志着介入放射学新技术的开始。1965年，Sano用导管进行脑部动静脉畸形栓塞获得成功。1967年，Porstman采用非外科手术方法堵闭动脉导管。1974年，Gruntizg发明双腔球囊导管进行血管成形术。

20世纪70年代后期以来，随着介入诊疗器械的不断改进和创新、介入诊疗手段的不断完善和扩充、介入医生手术操作的不断规范和提高，介入放射学迅速发展，逐渐成为一门独立的临床专业学科。

第二节　介入放射学的范围

有学者把介入放射学的历史追溯到古埃及人用芦苇管导尿，把胃双重造影、膝关节造影及一些简单的穿刺技术也包容在介入放射学的范畴，但多数学者认为介入放射学是以医学影像学引导下的导管诊断和治疗技术为特征的，并将其分为血管性介入放射技术和非血管性介入放射技术两大类。

一、血管性介入放射学

（1）血管疾病：包括经皮腔内血管成形、心脏瓣膜成形、血管支架、房间隔切开、溶栓治疗、非血栓性缺血、控制出血（急慢性创伤、产后、炎症、静脉曲张等）、动脉导管未闭栓塞、血管畸形，以及动静脉瘘与血管瘤栓塞治疗、下腔静脉过滤器、经颈内静脉途径肝内门体分流术（transjugular intrahepatic portosystemic stent shunt，TIPSS）、血管再建、各种血管造影诊断、静脉取血诊断等。

（2）肿瘤性疾病：包括肿瘤的供血栓塞与药物灌注、动脉内照射、放射性损伤的预防、化疗、术前栓塞肿瘤血管、血管作用性药物及酒精等灌注。

（3）其他：包括脾功能亢进的治疗与激素失衡的治疗。

二、经皮活检

（1）胸部：包括肺、心内、胸膜、纵隔、胸壁等的肿块或病理组织。

（2）腹部：包括腹内肿块、肝（经腹或经颈）、腹膜后肿块、胰、淋巴结、肾、肾上腺。

（3）肌肉骨骼：包括四肢、头颅、脊柱、肋、胸等骨骼，以及软组织肿块。

（4）其他：包括甲状腺、乳房、眼眶。

三、抽吸引流

（1）脓肿：包括肺、肝、腹（膈下或肝下）、腹膜后脓肿。

（2）囊肿：包括肾、肝、胰腺假囊肿，乳房，甲状腺。

（3）胆道引流。

（4）肾造口。

四、其他

（1）取石：包括泌尿道、胆道取异物。

（2）腔内治疗：包括肾囊肿、肝囊肿、骨囊肿、嗜伊红细胞肉芽肿、脓肿。

（3）刷检：包括肺、泌尿道、胆道、胃肠道。

（4）肠扭转、肠套叠的压力整复。

总之，凡在影像诊断仪器指导下所做的经皮导管治疗技术，以及经皮穿刺或插管后注入造影剂进行诊断的技术都应属介入放射学范畴。由于介入放射学的范围较广，新的器械和介入方法不断产生，根据不同的器械和学科的发展情况有不同的分类方法。借助超声学引导的诊疗技术在国内已自成门类，发展成为介入超声学。内镜的介入治疗也有很大的发展，逐渐形成内镜介入治疗学。另外，介入放射学在一些学科里发展较快，具有明显的优势，基本形成了一种较为独立的学科治疗学，如神经介入放射学、心脏介入放射学。

第三节　临床介入消融的发展和创新

肿瘤介入消融（interventional oncology，IO），是利用各种微创介入设备在影像设备引导下，进皮穿刺，对肿瘤等病灶进行彻底清除，或对狭窄管腔的堵塞进行支架撑开和清理，是医疗器械进步、精准微创医学进步和多学科协作的治疗模式。由于顺应快速康复外科医学发展方向，所以获得多种疾病指南的支持，范围涵盖了肝癌消融治疗、骨骼肌肉系统消融、肾脏肿瘤消融、肺部肿瘤消融、神经内分泌肿瘤消融、转移性结肠癌消融、乳腺癌的消融治疗、疼痛消融治疗、肿瘤的介入姑息治疗、各种新介入技术及方法等多个板块，挑战了对各种疾病的分期及治疗指南的重新认识。

消融手段目前有射频、微波、氩氦刀、激光、高强度聚焦超声、纳米刀等多种选择，可根据病灶特点进行尝试。各种肝肿瘤指南中把消融列入和外科手术一样的根治性手段，各种随机对照研究也证实，虽然在远期（3年以上）的复发和生存率上消融的根治性不如外科手术，但并发症明显减少，患者生活质量提高，满意度高。各中心应该根据各自经验，在科学、规范和有利于患者的原则下进行个体化的选择。

以往局部消融治疗集中在肝脏、前列腺等器官，随着消融技术和电极的改进，骨骼肌肉系统不再是局部消融的禁区，通过病例回顾，有学者对骨骼肌肉系统的消融提出了治疗规范和建议，如骨关节转移的消融治疗适用于扁骨和椎体，不适用于长骨。长骨的治疗可以和骨科合作，在内固定的基础上消融病灶，椎体消融采用双极可弯曲射频消融针，安全且消融形状更合理，将容易骨折的部位结合骨水泥及螺钉内固定，为了避免骨关节消融的并发症，最好穿过肿瘤的长径；注重皮肤保护、软组织保护（盐水或球囊隔离）、神经的保护、神经监护及神经隔离；腹壁消融时可以用气腹隔离肠道；用骨钻以便精确进入需要消融的部位，对容易骨折和塌陷的部位用球囊成型加骨水泥填塞，骨肿瘤消融以控制病灶和减轻疼痛为主，并不追求彻底地根治肿瘤；对于有明显骨破坏的椎体，往往强调要进行骨水泥成型；注意保护神经。

新器械、新技术和新材料目前是介入领域发展的终极推动力。非产热的脉冲电场会突破消融禁区，导航设备能够精准定位，各种机械辅助手臂能够做到准确治疗，人工智能能够代替人工劳动，减少操作者的技术和疲劳误差，各种新材料制作的带有新功能微球不断投入临床使用，不仅粒径越来越小，而且功能越来越多。但从目前的临床研究结果看，在转移性肝癌治疗上载药微球栓塞疗效非常确切，明显好于传统的化疗药物，除了承载各种化疗药物，还可以承载基因片段、放射性物质、细胞因子等。最小粒径50 μm，经动脉注射后在肿瘤内的浓度是肝组织内的近100倍，因为它的粒径非常小，可以达到末梢栓塞引起肿瘤的彻底坏死，且不造成新的血管生成，在肝动脉插管化疗栓塞（transcatheter arterial chemoembolization，TACE），尤其是转移性肿瘤的TACE中有很大的优势。各种新型载药微球短期可降解性也为再次的TACE治疗保留了血管通路，而多功能承载特点在将来可能会发挥更大的优势。

微创介入治疗已经获得美国国立综合癌症网络（National Comprehensive Cancer Network，NCCN）各种肿瘤治疗指南的越来越多的肯定。局部消融已经明确是和外科切除一样的根治性手段，但仍需要进行更多的、大规模的多中心前瞻性双盲临床试验来进一步检验和校准微创介入治疗的时机和方案。

第四节　脉冲电场在临床介入放射消融中的扩展应用

应用脉冲电场治疗方案和其他介入治疗一样，需要根据病灶的类型、部位、尺寸、电导率等特性，确定合适的参数，充分的电场覆盖，将电场施加在靶定区域，同时尽可能减少对健康细胞的损伤，给予外加脉冲电场的时候需要注意减少对心电活动的影响。

应用脉冲电场技术进入介入放射消融临床的前提和关键在于“有效电场”的形成，而决定电场形成的一个重要因素就是排布在病灶组织周围的治疗电极。治疗电极的间距、排布的形式、接触组织的深度、覆盖面积等，都会直接影响治疗效果。因此，在治疗前需要精确规划电极组成形式、间距等，并且术者还需在排布电极时将其“精准”地插入预先计算好的位置，而电极间距离一旦出现毫米级的误差，都会使最终形成的电场出现偏差。

针对不同组织类型的病灶，其导电特性不同，所需的有效治疗电场强度也有所差异，在治疗时需要特异化地设置脉冲参数。因此，在应用高压脉冲电场技术进行治疗时，治疗前精准地规划电极排布形式，确定治疗参数是非常重要的。在临床应用中，利用不可逆性电穿孔技术治疗恶性肿瘤的技术关键是治疗方案的设计。

目前，已有一系列利用数值方法仿真模拟脉冲电场对生物组织效应结果的研究报道。所采用的动物模型包括大鼠、兔、猪、狗；组织包括肿瘤组织和健康组织；器官包括肝、脑、肺、肾、前列腺、胰腺、心脏等。所采用数值模型涵盖一维模型到三维模型；生物组织内电学特性的仿真模拟结果包括电场分布、温度分布、电流变化、热损伤等。这些研究成果为脉冲电场在临床介入放射消融中的扩展应用奠定了良好的实验和理论基础。

（任志刚，周琳）

第十二章　纳秒脉冲消融骨肉瘤

第一节　骨肉瘤治疗研究的现状

骨肉瘤是骨恶性肿瘤中最多见的一种，是从间质细胞系发展而来的，肿瘤的迅速生长是由于肿瘤经软骨阶段直接或间接形成肿瘤骨样组织和骨组织。下肢负重骨在外界因素如病毒的作用下，使细胞突变，可能与骨肉瘤形成有关。典型的骨肉瘤源于骨内，另一与此完全不同类型的是皮质旁骨肉瘤，源于骨外膜和附近的结缔组织。后者较少见，但预后稍好。

骨肉瘤好发于青少年，发病率在青少年恶性肿瘤中居第三位，仅次于淋巴瘤和脑肿瘤，发现初期往往就已经伴有局部浸润和早期转移。90%经血行转移至肺，少数转移至脑、内脏、肾及经淋巴管至淋巴结，目前骨肉瘤仍是引起儿童和青少年死亡率很高的最棘手的恶性肿瘤之一。

既往骨肉瘤仅限于手术治疗，5年生存率仅为20%左右。近年来，骨肉瘤治疗越来越强调早期综合治疗。由于骨肉瘤对放疗不敏感，目前主要的治疗策略包括术前化疗（新辅助化疗）、手术切除和术后化疗（辅助化疗），以局部“消融”为补充。新辅助化疗的出现使骨肉瘤患者的5年生存率提高到60%～70%，保肢手术也逐渐取代截肢手术，明显改善了骨肉瘤患者的预后。虽然近年来通过不同药物的搭配及不同剂量的选择，骨肉瘤的化疗方案还在不断改进，但化疗的总体有效率仍徘徊在60%左右。目前骨肉瘤的治疗已经到了一个瓶颈期，很难再进一步提高骨肉瘤患者的预后。制约其疗效的因素以往认为主要有两方面：一是高剂量强度化疗药物所导致的严重毒副作用，特别是严重的粒细胞和血小板下降；二是肿瘤细胞原发或继发的耐药问题。近年来，新的观点认为化疗药物会诱导不同组织器官表达一些“转移前因子”，产生利于肿瘤转移的微环境，这可能会在肿瘤的复发和转移过程中起到关键的作用，大约有80%的患者在诊断时就存在微转移，其中只有10%～20%可被影像学检测到，因此目前认为骨肉瘤是一种系统性疾病。

在过去的30年间，由于综合治疗方面的进步，骨肉瘤从传统认识中的致命肿瘤，转变为一种有潜在治愈可能的病变。综合治疗不仅提高了骨肉瘤患者的长期生存率，同时也给护理工作带来了许多新挑战。骨肉瘤患者生存期的延长，对生活质量和功能要求变得越来越高。现在骨科专科医师在决定治疗方式时，必须考虑到对患者的长期生活带来的后果。随着对骨肉瘤的病因学和发病机制的进一步了解，已经出现了具有创新性的治疗手段，能够同时提高患者生存率和生活质量。

一、骨肉瘤的临床表现

骨肉瘤的突出症状是肿瘤部位的疼痛，是由肿瘤组织浸蚀和骨皮质溶解破坏所致。

（1）疼痛：肿瘤部位发生不同程度的疼痛是骨肉瘤常见和明显的症状，由膨胀的肿瘤组织破坏骨皮质，刺激骨膜神经末梢引起。疼痛可由早期的间歇性发展为数周后的持续性，疼痛的程度可有所增强。下肢疼痛可出现避痛性的跛行。

（2）肿块：随着病情发展，局部可出现肿胀，在肢体疼痛部位可触及肿块，伴明显的压痛。肿块增长迅速者，可以从外观上发现肿块。肿块表面皮温增高和浅表静脉扩张而显露，肿块表面和附近软组织可有不同程度的压痛。因骨化程度的不同，肿块的硬度各异。肿块增大，造成关节活动受限和肌肉萎缩。

（3）跛行：由肢体疼痛而引发的避痛性的跛行，随着病情的进展而加重，患病时间长者可以出现关节活动受限和肌肉萎缩。

（4）全身状况：诊断明确时，全身状况一般较差，表现为发热、不适、体重下降、贫血甚至衰竭。个别患者肿瘤增长很快，早期就可以发生肺部转移，致全身状况恶化。肿瘤转移“种子与土壤”理论解释了骨肉瘤90%转移到肺这一现象。瘤体部位的病理骨折使症状更加明显。

二、骨肉瘤的辅助检查

成骨性骨肉瘤的患者，可以在早期发现血液中骨碱性磷酸酶增高，这与该肿瘤的成骨作用有关。病理诊断是治疗的依据，当临床考虑骨肉瘤的诊断时，进行活体组织检查，尽快得到病理学检查的确认，对明确诊断和治疗有重要的意义。

（1）X射线摄片：典型的骨肉瘤的X射线表现为骨组织同时具有新骨生成和骨破坏的双重特点。肿瘤多位于长管状骨的干骺端，边缘不清，骨小梁破坏，肿瘤组织密度增高，穿破骨皮质后，肿瘤将骨膜顶起，产生该病特征性的X射线征象——考德曼套袖状三角（Codman三角）。这种现象在部分骨髓炎和尤文肉瘤患者中亦可见到，在骨肉瘤中则是非常典型的。晚期可看到肿瘤浸润软组织的阴影，可在部分病例中见到病理性骨折。

（2）CT扫描和MRI检查：CT和MRI是判断骨肿瘤性质、范围和有无周围软组织浸润的有效手段，可早期发现肺部和其他脏器的转移病灶，是骨肉瘤临床检查的常规项目。

（3）核素骨扫描：核素骨扫描是早期发现和晚期鉴别有无转移病灶的常用方法。

三、骨肉瘤的诊断

根据病史、临床表现和辅助检查可做出诊断。骨肉瘤应与骨髓炎、尤文肉瘤相鉴别。

四、骨肉瘤的并发症

骨肉瘤可引起避痛性的跛行、关节活动受限和肌肉萎缩。

五、骨肉瘤的治疗

骨肉瘤目前仍是儿童和青少年恶性肿瘤死亡率很高的疾病，但早期发现和及时治疗已经从很大程度上提高了该病的生存率。骨肉瘤经病理确诊后，即开始前期的化学或放射性治疗，切除肿瘤组织是骨肉瘤治疗中重要的步骤。随着肿瘤外科技术的提高和内植物研究的发展，保肢技术显示了较好的治疗前景。肿瘤组织切除后的巩固性化疗或放射性治疗对控制肿瘤转移，提高生存率非常重要。治疗骨肉瘤应尽可能行根治性切除手术，有条件者可做局部广泛切除而保留肢体。此外，截肢前要做活体组织检查。免疫治疗为静脉输入淋巴细胞或用干扰素和转移因子，但疗效尚不肯定。

六、骨肉瘤的预后

肿瘤部位距躯干越近，病死率越高。至于肿瘤的类型和血管丰富的程度与预后的关系很难判断，对患者的免疫反应也应关注。晚期肿瘤做截肢手术，有的可长期存活，经放射治疗后不复发，肺部转移也可消散。这可能与机体免疫反应有关。

影响预后的因素关键在于早诊断，肿瘤是否彻底切除，手术前后的新辅助化疗和放疗。此外，预后还与肿瘤细胞的组织类型、大小，手术前后血清碱性磷酸酶的变化，以及是否累及局部淋巴结等有关。

第二节　骨肉瘤多学科综合治疗和微创治疗的进展

根据2017版NCCN《骨肿瘤临床实践指南》，肿瘤的部位及大小、患者年龄、有无转移、化疗反应和外科边界是影响骨肉瘤预后的因素。骨肉瘤相关诊断治疗问题应由多学科专家团队（multiple disciplinary team， MDT）完成。

对于不安全或不确定外科边界的患者，在手术基础上增加辅助放疗，可以提高局部控制率和生存率。对于不可切除或不能完全切除的骨肉瘤，放疗可有效提高局部控制率。对于再发性骨肉瘤，推荐患者入组临床试验，或接受姑息性放疗，采取更加积极的治疗策略。

对于原发高级别骨肉瘤的治疗：如果切缘为阳性，且化疗反应差，术后可行进一步的手术切除，并根据情况决定是否放疗，并更换化疗方案。对于复发性或转移性骨肉瘤的治疗：对于术后复发的骨肉瘤，指南推荐化疗和（或）手术治疗，若治疗后再次复发或肿瘤进展，在2015版指南中，下一步的推荐治疗方案依次为手术治疗、临床试验、^{153}Sm-EDTMP（^{153}钐-乙二胺四亚甲基膦酸）、姑息性放疗和支持治疗，在2016和2017版指南中增加了推荐使用$^{223}RaCl_2$治疗。$^{223}RaCl_2$是发射α粒子的放射性药物，具有亲骨性，临床前研究结果提示该药物在骨肉瘤的治疗中有效，用于治疗转移性和复发性骨肉瘤尚处于早期研究阶段。复发性骨肉瘤治疗难度高，研究进展缓慢，$^{223}RaCl_2$与发射β粒子的放射性药物^{153}Sm-EDTMP相比，具有骨髓毒性小和疗效好的优点，成为近年来为数不多的新型治疗方法，有良好的研究价值和临床应用前景。

随着计算机导航技术的推广，临床现在开始采用计算机导航技术辅助经皮射频消融治疗骨肿瘤手术方法和临床效果，患者术前均经局部X射线、CT、MRI明确诊断；术中均应采用实时导航指引下定位，定位后将骨活检针精确到达肿瘤巢，行穿刺活检，活检后保留套筒将射频针导入肿瘤巢，90 ℃温度消融6 min，术后使用X射线或CT来判断疗效分析。经皮射频消融治疗骨肿瘤是一种简单、安全、微创、有效的治疗方法；计算机导航技术的应用，使术中的肿瘤巢定位更精确，使手术治疗的微创化成为现实。

对瘤体的超声消融与外科手术相比较，微创介入治疗具有如下优势：①非侵入性治疗，减少肿瘤的医源性播散和种植的机会；②保持骨原有的形态和连续性，充分利用灭活的肿瘤骨段进行重建；③对残留病灶或复发病灶容易进行重复治疗；④痛苦轻，易被患者接受；⑤非侵入性治疗，不必推迟化疗，保证化疗的剂量强度。

随着介入治疗手段的进步和不断成熟，应用射频、微波、激光及超声聚焦等手段行经皮穿刺热消融治疗部分骨肿瘤逐渐成为可能。该手术使用CT引导，将治疗刀头精准置入病灶中心进行定点热消融，达到肿瘤灭活的目的。其中应用最多的是骨样骨瘤，与传统开放手术相比，可达到同样的疼痛缓解和治愈率，但并发症和手术创伤明显减少，经皮穿刺射频或微波消融已成为骨样骨瘤首选治疗手段。除了骨样骨瘤，也有应用经皮穿刺热消融治疗其他大小局限（直径小于3 cm）的骨良性肿瘤的报道，如骨母细胞瘤、软骨母细胞瘤、软骨黏液样纤维瘤、皮质内软骨瘤、动脉瘤样骨囊肿、骨囊肿等。经皮微波消融治疗的另一主要适应证是骨转移癌。骨是除肺和肝之外恶性肿瘤转移的第三好发部位，可引起疼痛，如保守治疗不能缓解时则需要手术治疗。考虑到晚期肿瘤的预后及患者的身体条件，骨转移癌的手术治疗应追求微创化，经皮热消融法可达到止痛的效果；还可联合应用骨水泥灌注，达到增强骨质强度、避免病理骨折的作用。对某些无法行手术切除或不能接受开放手术的原发恶性骨肿瘤，也可考虑行经皮穿刺热消融。

但是骨肿瘤与其他肿瘤不同的特性决定了临床医生除了局部肿瘤消融以外，还需要考虑消融对骨组织生物学转归和力学变化的影响。骨组织具有一定的自我修复能力，消融手段和参数要考虑如何维持原有力学强度，促进再血管化及骨质愈合；制订消融术后的康复计划及内固定问题，考察消融对病灶周围骨骼静态拉伸强度、显微硬度、延伸率的影响。

微创消融技术在治疗骨肿瘤的临床应用及操作步骤，多在术中切开完全暴露骨肿瘤和周围正常组织。微创消融技术包括以下基本操作：①将肿瘤、瘤段骨与其周围重要血管神经、部分正常骨干予以分离；②在瘤段骨与正常组织之间进行隔离处理以保护周围正常组织；③在瘤段上插入消融电极，间距不能过大；④切除或刮除肿瘤及周围坏死组织，用骨移植材料填充缺损并固定。

原位微创消融术在灭活原发部位肿瘤，有效控制肿瘤复发的同时，还能极大程度地保留肢体。恶性骨肿瘤消融治疗后局部复发率较高，这与保肢手术适应证选择标准有密切关系，为了减少复发，必须细化骨肿瘤分类，提高诊断准确率，在术中精确地监控消融范围，有必要联合规范的放疗、化疗。实验研究提示，瘤段骨术后1年才有明显的再血管化和骨再生，因此消融术后患肢至少需要固定6个月，1年后才能进行下肢负重训练。

第三节　纳秒脉冲消融骨肉瘤的实验研究

"消融"（ablation）是近年来出现于肿瘤学中的一个新名词，是指通过物理、化学等方法，从体内去除肿瘤细胞的过程。目前常用的消融方法有射频消融、微波消融和冷冻消融。其中射频消融采用交变电流产热，微波消融则通过极性分子做高速的旋转运动和振动摩擦产热。Rosenthal等人首先将射频消融用于治疗骨样骨瘤以后，许多研究报道了射频消融对成软骨细胞瘤、脊索瘤和脊柱转移性肿瘤等的治疗效果。但热消融技术在消融肿瘤的同时，产生的热量也会破坏正常骨组织，促进肿瘤转移。冷冻消融被用于骨巨细胞瘤的治疗，但是对骨质的坚固性破坏较大，消融后骨骼创口难以愈合。

无论是化疗还是上述这些消融方法，都主要针对肿瘤细胞，在对骨肉瘤细胞杀伤的同时，干扰了正常的骨代谢，也导致了一系列骨肉瘤术后常见的并发症，包括肿瘤的远处转移和消融后骨质硬度和脆性增加，造成术后复发、转移、骨折不愈。因此，对骨肉瘤的治疗迫切需要一种非产热、非破骨、在消融肿瘤的同时能促进骨愈合的新型物理治疗手段。

纳秒脉冲消融是近10年来发展起来的肿瘤微创治疗新技术，其主要特点是高功率、低热量，因而在治疗肿瘤过程中几乎没有热的产生，能够穿过细胞膜作用于细胞内的细胞器，进而影响细胞的生物学功能。由于纳秒脉冲的持续时间比细胞膜的充电时间还短，因而对细胞膜几乎不产生影响，不会引起细胞膜的电穿孔效应。不同于长脉冲产生的细胞膜电穿孔现象，纳秒脉冲产生极高的功率（几十亿瓦特）、极短的持续时间（ns）和很高的场强（kV/cm），因而可在细胞膜完全充电之前穿入细胞而作用于亚细胞结构。美国AngioDynamic公司已经生产出电脉肿瘤消融设备纳米刀，采用超短脉冲电场进行肿瘤消融，完成多中心临床试验，于2011年10月获美国食品药品管理局（FDA）批准应用于临床，同时还通过了欧盟统一CE认证，截至2012年年底，已在全球100多个肿瘤医院采用了纳米刀消融治疗。

德国学者U. Pliquett、美国学者S. J. Beebe和R. Nuccitelli与中国学者Yin S. 等多个研究团队已经证明，在不同肿瘤上应用纳秒脉冲肿瘤消融手段具有其他基于温度的传统消融方法所不具备的两个独特优点: ①不产热；②刺激T淋巴细胞肿瘤特异免疫。这样可以避免肿瘤加热后转移、低温下不易愈合等缺点，对于骨肉瘤的治疗具有特别重要的意义。

实际上，纳秒脉冲本质是一种电场，而电场具有促进骨愈合的效果。因为除了对于瘤体本身的切除或消融以外，骨愈合也是另一个直接关乎骨肉瘤患者预后的重要因素。20世纪50年代Yasuda研究了骨的电特性，阐述了骨的压电现象，证明电场刺激能促进新骨形成；20世纪70年代，美国哥伦比亚大学Sassett率先将脉冲电磁场用于骨折治疗，证实了脉冲电磁场可以促进骨折愈合。之后又有许多文献报道了同样的观点：脉冲电场能够促进成骨细胞增殖及分化，刺激局部成骨因子的产生，改善骨密度和生物力学特性；电磁刺激可以促进成骨细胞增殖、提高成骨细胞的活性、促使成骨细胞分化，加速骨形成和骨填充，提高骨的承重能力。国内外已有很多医院将脉冲电磁场作为一种非侵入疗法，应用于临床治疗骨折延迟愈合、骨不连与新鲜骨折，提高了骨折治愈率，缩短了骨折治疗时间。同时，脉冲电磁场还具有止痛消炎的作用，减轻了骨折患者的痛苦。脉冲电磁场治疗骨折具有无创、操作简便、适应证广、无并发症等优点；对骨折延迟愈合、骨不连、新鲜骨折、骨质疏松、骨关节炎、软骨损伤、周围神经损伤具有治疗作用，特别是对于有感染史、骨移植失败、骨坏死、骨血管重建的情况具有优势。

纳秒脉冲是脉冲电场的一种，但采用的是最先进的国防武器中的高功率脉冲技术，将脉冲宽度压缩到纳秒级极窄极短水平，与传统在骨折愈合研究领域里使用的低频电磁场具有截然不同的电场参数设置，引起跨膜入核的细胞效应，是高功率脉冲技术一个崭新的医学应用研究领域，自然界不存在的超短脉冲电场能引起细胞很多独特的生物效应，这个新兴研究领域充满了各种未知。

既往脉冲电场研究发现，纳秒脉冲的生物效果与电场参数之间的量效关系存在一个窗口效应，即细胞的反应和电磁场频率及场强或磁感应强度没有线性关系，只有某些参数对细胞有作用，存在频率和场强或磁感应强度的特异性。5 ~ 10 Hz的交变磁场对成骨样细胞合成均有促进作用，小于0.1 mT的磁场（磁感应强度0.01 mT为计算值）对细胞没有明显作用，而大于0.8 mT的磁场对细胞有抑制作用。我们的初步研究表明，超低频（1 Hz）、低强度（0.4 mT）、高陡度（200 ns）的指数衰减脉冲磁场，也能有效促进离体成骨细胞增殖和分化。与传统的脉冲磁场参数相比较，较低的磁场强度和较窄的脉冲宽度也能起到促进作用，其机制可能是高陡度所具有的丰富的高频分量能透过细胞膜作用于细胞核（细胞核能储存遗传信息、DNA复制、RNA转录，是细胞增殖、生长、分化的调控中心），从而促进成骨细胞的增殖和分化。选择的参数不同，治疗效果也不一样；提高强度、压缩脉冲宽度，就是把脉冲压缩到能量极高、脉宽极短的纳秒脉冲，则表现出与传统低频磁场促进增殖截然不同的杀伤性生物效应，对骨肉瘤的治疗有重要的临床意义。将纳秒脉冲用于骨肉瘤的治疗，巧妙应用了纳秒脉冲双刃剑的功效：利用电场中高频成分纳秒脉冲超短高能，可以跨膜进入细胞核杀伤肿瘤细胞核的消融作用，也利用了低频成分和对正常骨组织的刺激作用，尤其是脉冲电场对RANKL/OPG的影响尚未见报道。

纳秒脉冲与传统电磁治疗促进骨折愈合的低频电场机制和作用机制截然不同。从生物细胞的双球电学模型可推导出，如果将脉冲电场的脉冲宽度降到短于细胞外膜的充电时间（哺乳动物细胞的细胞外膜充电时间为100 ns），由于置换电流的存在，脉冲电场将主要作用于细胞内结构。当电场强度达到或超过每米兆伏（MV/m）这个级别时，脉冲可通过传导电流的形式穿过具有通透性的细胞膜而进入细胞内部。如果将脉冲宽度限制在纳秒级别，电场对亚细胞器表现出非热生物效应。

近几年，我国骨科临床医生开发了纳秒脉冲治疗电极和脉冲发生器，联合开展了体外细胞实验和动物模型实验来探讨纳秒脉冲的生物学作用，证明纳秒脉冲刺激可以在骨肉瘤细胞系和动物模型上产生局部消融效果，并能减少肺部转移。同时研究了纳秒脉冲对骨肉瘤的生物效应及其分子机制，已经证实了纳秒脉冲对骨肉瘤局部消融和降低骨肉瘤肺部转移与关键调控通路和OPG/RANKL有关。

研究发现，脉冲电场能够通过调节骨保护素（osteoprotegerin，OPG）和NF-κB受体活化因子配体（receptor activator of NF-κB ligand，RANKL）影响破骨细胞的形成和骨吸收，促进骨生长，改善骨质疏松。RANKL/OPG系统在骨代谢中的作用已经比较清楚。正常骨代谢是一个复杂的过程，主要由负责骨形成的成骨细胞和负责骨吸收的破骨细胞组成。成骨细胞来源于骨髓中的多能间质细胞，而破骨细胞则来源于单核巨噬细胞中的多核巨细胞。两者功能的不平衡会引起骨骼结构的异常，如骨硬化病和骨质疏松等，而协调这一平衡过程中有两个非常关键的物质，即OPG和RANKL。OPG是由成骨细胞产生的一种可溶性糖蛋白，属于肿瘤坏死因子受体（TNFR）家族中的成员，能够抑制破骨细胞的形成和成熟。RANKL是OPG的自然配体，属于肿瘤坏死因子（TNF）家族中的成员，它能够通过与破骨前细胞上的NF-κB受体激活因子（receptor activator of NF-κB，RANK）结合促进破骨前细胞分化成破骨细胞。正常情况下OPG可以竞争性地与RANKL（配体）相结合，阻止RANKL（配体）与RANK（受体）结合，从而阻止破骨细胞活化，防止过度骨溶解，调节骨代谢平衡。在一些软组织肿瘤中，OPG低表达，RANKL与RANK结合增加，破骨细胞活跃，骨溶解加强，导致病理性溶骨破坏。有研究表明，牙源性上皮肿瘤中RANKL增强表达或OPG水平降低是引起牙槽骨吸收破坏的关键因素。OPG表达降低引起骨代谢失衡，导致溶骨破坏的同时，也促进了肿瘤浸润转移。在多种恶性肿瘤如乳腺癌、前列腺癌、肺癌发生骨转移的研究中发现：肿瘤细胞通过一些细胞因子如PTHrP、TGF-β、IL-8、PGE2等抑制OPG的表达；在肺癌骨转移的动物模型中注射重组的OPG后，转移瘤生长明显抑制。在骨髓瘤细胞通过黏附于骨髓基质细胞分泌破骨细胞激活因子OAFs，这些因子促进基质细胞和成骨细胞分泌过多的RANKL，而OPG的产生明显减少，使破骨细胞活化、分化和成熟加强，肿瘤基质过度破坏，导致骨髓瘤发生侵袭转移。除了骨骼系统，RANK/RANKL在淋巴结的发育、淋巴细胞的分化、树突状细胞的存活和T淋巴细胞的激活等免疫学过程中也都发挥着重要作用。

骨肉瘤的主要病理改变是骨质破坏及肿瘤骨的形成，后者是一种不成熟的骨样组织，这些病理改变使骨的物理性质发生变化，介电常数和正常组织不同，有利于电极的穿透，这是本研究中采用纳秒脉冲治疗骨肉瘤的病理学基础。与传统的手术联合化疗的治疗方案以及其他消融方法相比，用纳秒脉冲消融治疗骨肉瘤存在以下优点：①微创治疗，把常用的“截除加重建”的保肢模式改为“原位分离加灭活”的保肢模式，实现肿瘤的原位消除，将保肢手术带来的破坏性操作降至最低。②消融灭活后的骨骼框架多数完整，保证了骨骼的完整性和关节的稳定性，仅在骨骼被肿瘤浸蚀严重时才给予简便的加固措施，可以保持骨骼原有的形状和骨的连续性，充分利用灭活的肿瘤骨段进行重建。③消融不破坏大段肿瘤骨周围的大血管，有利于灭活骨的再血管化，有利于灭活后肿瘤骨段的骨再生和功能恢复，患者肢体外形良好。④消融产生的局部热效应小，减少了大段肿瘤骨周围正常骨组织的破坏，从而减少肿瘤的复发、转移，且并发症少。

因而，基于前期的研究基础和理论基础，我们提出以下科学假设：纳秒脉冲电场可以微创、有效地消融骨肉瘤；纳秒脉冲电场和交变脉冲电场一样促进OPG的表达，通过RANKL/OPG信号通路影响骨代谢过程，从而促进骨愈合；同时，该信号通路的活化能够稳固骨小梁的结构和功能，防止病理性骨折，进而减少骨肉瘤细胞的局部浸润和远处转移；纳秒脉冲电场消融肝脏肿瘤、皮肤肿瘤中的远隔效应在消融骨肉瘤中也存在；纳秒脉冲消融在理论上还能刺激机体免疫，活化肿瘤细胞特异性的免疫反应，进而减小或清除远隔部位转移的肿瘤。我们预期通过本研究的基础实验探索纳秒脉冲消融肿瘤的剂量效应，阐明分子机制，寻找关键分子调控通路，为临床使用纳秒脉冲消融骨肉瘤提供理论和实验依据，为骨肉瘤的综合治疗提供新型微创非产热的消融手段，促进骨愈合，减少瘤复发和远处转移，改善骨肉瘤患者的预后。

纳秒脉冲治疗肿瘤是一个有潜力和希望的新物理治疗手段，本研究组在该领域的研究一直非常活跃，已经和美国Liberty University骨科学院建立了长期的合作关系，在国内与重庆大学高电压研究所合作，完成脉冲电场生物效应方面的前期研究，但对于骨肉瘤来说，纳秒脉冲是一个崭新的治疗手段。本课题拟通过动物体内实验来验证其长期疗效和副作用；通过选择不同的治疗条件来决定骨肉瘤的最佳治疗参数，阐明它的量效关系、分子机制和调控机制，将有助于建立治疗的个体化方案，有助于维持机体无瘤生存状态，推进纳秒脉冲技术进入骨肿瘤领域，成为骨肉瘤治疗的微创治疗手段，造福广大骨肿瘤患者。

（陈新梅，苗旭东）

第十三章　脉冲电场消融宫颈癌

第一节　宫颈癌治疗研究的现状

子宫颈癌（cervical cancer）是女性生殖系统常见恶性肿瘤之一。发病年龄以40～60岁居多。50年前，子宫颈癌曾是女性肿瘤死亡的首要原因，基于2016年最新发布的美国妇产科医师协会（American College of Obstetricians and Gynecologists，ACOG）第157号指南，宫颈癌预防和早期检测已经达成共识，目前有三大突破：①明确病因，高危人乳头瘤病毒（human papilloma virus，HPV）是宫颈癌发生的必要条件；②宫颈癌筛查、早诊早治方法的进展；③人乳头瘤病毒（HPV）预防性疫苗已成功上市，并初见成效。目前由于子宫颈脱落细胞学检查的推广和普及，使许多癌前病变和早期癌症得到防治，晚期癌症较过去明显减少，5年生存率和治愈率显著提高。

但也要看到近年来，随着性行为相关病毒传播，宫颈癌的新发病数一直呈增长趋势，2012年全球宫颈癌发病数为52.8万例；年死亡数为26.6万例。2016年预计美国新发宫颈癌12 990例，死亡4 120例。85%的宫颈癌病例发生在发展中国家，也是这些地区癌症死亡的主要病种。全球每年50万新发宫颈癌病例中，中国占1/3，农村地区的发病率高于城市，发病年龄趋向年轻化，且死亡率升高。这意味着每15 min就有1位女性死于宫颈癌。至少2/3死于宫颈癌的女性未接受过规律的筛查，若能改善全球范围内的宫颈癌筛查和HPV疫苗接种情况，或能显著降低宫颈癌死亡率。

宫颈癌是可预防的癌，不过不同国家宫颈癌筛查和后续治疗上有很大的差异。每年约有25万女性死于宫颈癌，多数出现在经济欠发达地区，如非洲、印度、东南亚和西太平洋地区。这些地区病理诊断，有经验的妇科医生，放疗设备，近距离放疗、化疗和姑息治疗等都较缺乏。

对于患者来说，最佳的选择和能获取的医疗资源有关，所以治疗也应根据不同资源类别制定，最高目标是为患者提供基于循证医学的最有效的治疗和姑息干预措施，若这些没办法提供，患者就需要接受更低类别的推荐治疗，根据不同地区情况和手术、化疗、放疗、支持治疗、姑息治疗等资源来决定。例如，在最基础简陋的地区，没有放疗，单纯筋膜外子宫切除术或化疗后手术可作为ⅠA～ⅣA期宫颈癌患者治疗选择。在资源相对充足和特别充足地区，ⅠB2～ⅣA期宫颈癌患者可接受同步放化疗，强调是放疗联合低剂量化疗，若没有办法化疗那么放疗不应推迟给予。在资源有限地区，没有近距离放疗，给予筋膜外子宫切除术或对同步放化疗和补量放疗2～3个月后有病灶残留患者给予手术治疗。在最基础简陋地区，Ⅳ期或复发宫颈癌患者可接受卡铂或顺铂单药化疗。不能根治的患者，应给予姑息性放疗来缓解疼痛和出血等症状。资源缺乏地区，单纯放疗或短程放疗可用作再次治疗方案，来针对顽固或复发的症状。若可随访，ⅠA2期患者在最基础简陋地区可给予宫颈锥切，资源有限地区可宫颈锥切+盆腔淋巴结清扫，在资源相对充足和特别充足地区，ⅠB1期肿瘤大小2 cm需要保留生育功能的患者推荐接受根治性宫颈切除术。

目前各国妇产科医生遵循的宫颈癌指南包括：加拿大安大略癌症治疗中心（Cancer Care Ontario，CCO）指南、欧洲内科肿瘤学会（European Society of Medical Oncology，ESMO）指南、日本妇科肿瘤学会（Japanese Society of Gynecological Oncology，JSGO）指南、美国国家综合癌症网络（National Comprehensive Cancer Network ，NCCN）指南及世界卫生组织（World Health Organization，WHO）指南五大指南。本章内容参考了2017年美国国立综合癌症网络（NCCN）公布的《2017宫颈癌临床实践指南》和美国临床肿瘤学会（American Society of Clinical Oncology，ASCO） 2016年推出的宫颈癌指南。

一、发病机制

子宫颈癌高危因素包括早婚、多产、宫颈裂伤、局部卫生不良、包皮垢刺激等多种因素，流行病学调查说明性生活过早和混乱是子宫颈癌发病最主要的原因。近20年来，病毒病因研究受到重视，经性传播的HPV感染可能是子宫颈癌致病因素之一。

二、病理基础

宫颈阴道部表面的鳞状上皮与颈管柱状上皮交界处为子宫颈癌的好发部位。最常见的病理类型为鳞状上皮癌。有时宫颈鳞状上皮可发生非典型增生，临床上认为是癌前病变。轻度非典型增生有自行消退的可能；重度非典型增生即鳞状上皮全层细胞均有异型性改变即称为原位癌，原位癌进一步发展为侵袭癌。其他类型的子宫颈癌有宫颈腺癌、腺棘癌、腺鳞癌、透明细胞癌等。转移途径以直接蔓延和淋巴转移为主。

鳞状细胞癌子宫颈癌以鳞状上皮细胞癌为主，占90%～95%，腺癌仅占5%～10%。但两者癌在外观上并无特殊差别，且均发生在宫颈阴道部或颈管内。

三、临床症状

宫颈癌早期可无症状，常由防癌普查发现。较早的临床症状有少量的接触性出血、血性白带、绝经后间断少量出血等。随病情加重，阴道出血可增多，淋漓不断，甚至大出血不止。晚期常合并感染，白带呈脓性或脓血性。

阴道出血是癌肿侵及间质内血管时开始出现流血。最早表现为任何年龄的妇女，性交后或双合诊后有少量出血或阴道排液增多者。尤其在绝经前后少量断续不规则，晚期流血增多，甚至因较大血管被侵蚀而引起致命的大出血。一般外生型癌出血较早，血量也多；内生型癌出血较晚。

阴道排液一般多发生在阴道出血之后，最初量不多，无臭。随着癌组织溃破，可流浆液性分泌物；晚期癌组织坏死，感染则出现大量脓性或米汤样恶臭白带。

疼痛为晚期癌症状。当宫颈旁组织明显浸润，并已累及盆壁、闭孔神经、腰部神经等，可出现严重持续的腰骶部或坐骨神经疼痛。盆腔病变广泛时，可因静脉和淋巴回流受阻，而导致患侧下肢肿胀和疼痛。

四、诊断方法

根据病史和临床表现，尤其有接触性出血者，首先应想到有宫颈癌的可能，应做详细的全身检查及妇科专科检查及辅助检查。

宫颈癌是目前唯一病因明确、可以通过筛查做到早诊早治的妇科恶性肿瘤。HPV是宫颈癌的致病原因，通过检测可以有效发现早期病变，虽然宫颈癌疫苗已经研制成功，但筛查依然是预防宫颈癌的主要手段。

根据我国子宫颈癌防治现状，中国优生科学协会阴道镜和宫颈病理学分会（Chinese society for colposcopy and cervical pathology of China Healthy Birth Science Association ，CSCCP）与中华医学会病理学分会、国家卫生计生委（现国家卫健委）病理质控中心专家组多次讨论，对于细胞病理学质控管理及筛查结果异常者的管理已经达成共识并已颁布。

五、临床分期

宫颈癌分期非常重要，要根据临床分期不同决定治疗方案。宫颈癌分期采用FIGO2009临床分期。淋巴脉管间隙浸润（lymph vascular space invasion ，LVSI）不改变分期。MRI、CT或联合PET-CT有助于制订治疗计划，但不改变原来的分期。手术分期尚未引入分期中。临床检查包括病史、体检、宫颈活检或锥切、全血细胞计数（包括血小板）和肝肾功能。在有指征的情况下采用影像学检查，怀疑膀胱或直肠侵犯时应用膀胱镜或直肠镜检查。

六、治疗方法

子宫颈癌治疗强调个体化，根据患者的临床分期、年龄、一般情况、肿瘤相关因素等决定治疗方案，旨在增强治疗效果，提高生存质量，减少并发症。

子宫颈癌治疗的方式包括外科手术切除、放射线治疗及化学治疗等方法。对ⅡB、Ⅲ、Ⅳ期的患者均不宜手术治疗。手术后也容易转移或复发。治疗方案的制订与患者的年龄、一般情况、病灶的范围、有无合并症状存在及其性质有关。因此治疗前必须对患者实行全身检查，并结合各脏器及系统功能检查结果以及临床分期综合考虑后制订治疗方案。宫颈癌的治疗主要是手术及放射治疗。尤其是鳞癌对放射治疗较敏感。近年来抗癌化学药物的迅猛发展，过去认为对宫颈癌无效的化疗，现已成为辅助治疗的常用方法，尤其在晚期或复发者。在手术或放疗前先用化疗，化疗后待癌灶萎缩或部分萎缩后再行手术或放疗，或者手术或化疗后再加用化疗，便可提高疗效。

第二节 宫颈癌多学科综合治疗和微创治疗的发展

一个多世纪前，Sauter经阴道行子宫切除拉开了手术治疗宫颈癌的序幕。但因当时消毒条件的限制，手术死亡率高达50%。20世纪初提出的经腹广泛性子宫切除（radical hysterectomy）加上盆腔淋巴结清扫术，奠定了宫颈癌根治术的基础，成为宫颈癌手术治疗的经典。经过一个世纪的发展，医疗器械的进步让宫颈癌手术更加微创，通常超声、CT、MRI在深部肿瘤的局部治疗中起引导、定位、监测等作用，让宫颈癌的治疗进入多学科综合治疗+精准微创模式。

一、腹腔镜微创手术切除

经腹广泛性子宫切除+盆腔淋巴结切除术一直是治疗早期宫颈癌的标准术式。随着腹腔镜设备的改进，操作技术的不断熟练，以腹腔镜为主的相关微创技术逐渐用于子宫颈癌的治疗，其中腹腔镜下广泛性子宫切除术已逐渐应用于子宫恶性疾病的治疗，具有创伤小、术后康复快及发病率低等优点。近年来，许多学者对腹腔镜下子宫颈癌的手术、分期进行了系列研究，初步证实用腹腔镜行广泛子宫切除和盆腔及腹主动脉旁淋巴结切除术效果同开腹手术，腹腔镜下同样能完成子宫颈癌的手术治疗和分期，长期随访结果相当。广泛性子宫切除可以通过完全的腹腔镜手术（total laparoscopic radical hysterectomy，TLRH）完成，也可部分或全部经阴道手术（laparoscopic radical vaginal hysterectomy，LRVH/RVH）完成。子宫颈残端癌多采用放射治疗，传统根治性手术治疗阴道或宫颈残端肿瘤需开腹。宫颈癌淋巴结受累程度对患者预后有明显影响。CT、MRI和超声的敏感性和特异性很低，在探查淋巴结方面，病理学检查是唯一可行的方法，利用腹腔镜对子宫颈癌进行分期和再分期手术可大范围观察腹腔和盆腔，发现上腹部特别是横膈、肝及胃底等脏器表面的微小病灶，而且腹腔镜手术不仅可清除盆腔和腹主动脉旁淋巴结，还可探查宫颈膀胱、直肠阴道间隔和宫旁的浸润情况，有利于提高检查的准确性，避免不必要的二次开腹手术。早期子宫颈癌的广泛性子宫颈切除术主要包括腹腔镜辅助和完全腹腔镜下广泛性子宫颈切除术。完全腹腔镜广泛性子宫颈切除术，由于难度较大，目前仅有极少的病例报道。

二、机器人手术

随着自动化机械技术、远程通信技术和计算机技术的发展，近年来产生了机器人辅助腹腔镜手术，并逐渐在各种妇科手术中得以应用。自2006年Sert等开展首例机器人广泛子宫切除术后，近年不断有机器人广泛子宫切除术的文献报道。行机器人广泛子宫切除术时，外科医师坐在远离手术台的控制台前，头靠在视野框上，双眼接受来自不同摄像机的完整图像，共同合成术野的三维立体图。医生双手控制操作杆，手部动作传达到机械臂的尖端，手指活动通过操作手柄被转换为电信号，再经计算机系统转换为计算机指令，指导器械臂进行同样动作，以完成手术操作。机器人广泛性子宫切除的手术步骤与腹腔镜广泛子宫切除术的手术步骤完全相同。机器人手术提供了高分辨率的三维立体视觉，使外科医生对于术野有了深度和距离视觉；机器人“内腕”较腹腔镜更灵活又较人手小，能以不同角度在有限空间中对靶器官进行操作，可完成更精密的动作。近年来超声设备和双极电凝设备的开发应用，大大拓展了机器人手术系统的临床应用。但机器人手术也有许多缺点，如术中穿刺切口较腹腔镜多；缺乏握力及压力反馈系统，术中打结等动作力度不易控制；机器人体积庞大、费用高、安装费时、烦琐。

三、不能手术的晚期宫颈癌的治疗

针对那些不能手术的宫颈癌患者，ⅡA~ⅣA期患者接受以顺铂为主的化疗并予以同期放疗，比单纯放疗明显提高患者的完全缓解率和生存期。同期放化疗比顺序化放疗效果要好，并且可以缩短总的治疗时间，减少费用，因此成为晚期宫颈癌的主要治疗方法。ⅣB期或复发宫颈癌的治疗应综合考虑初治方法、复发部位和范围、无瘤间歇期的长短、患者的全身状况等因素。对于术后局部复发者，首选放疗治疗，也可结合化疗来控制症状；若病灶未扩展到骨盆壁，可选择盆腔脏器切除术，因以侵犯膀胱居多，多采取切除膀胱为主的前盆腔脏器摘除术；对于有全身远处转移病灶者，宜予化疗为主的综合治疗以缓解症状。

放射治疗用在根治术后盆腔复发：以体外放疗为宜。采用全盆或局部照射治疗方式，肿瘤量（DT）40~45 Gy，4～5周内完成；结合肿瘤缩小情况和放疗副作用等决定是否缩野，适当补充剂量。宫颈癌的放射治疗分为外照射和腔内后装两部分，而腔内后装目前有三种剂量输出形式，即高剂量率HDR、低剂量率LDR和脉冲式剂量率（pulse dose rate，PDR）。PDR指宫颈癌患者治疗分为数个“脉冲”，通常每次脉冲1 min，治疗数十分钟，其余时间休息，以模拟低剂量率治疗的总剂量率及疗效。PDR优点就是晚期反应组织影响小、放射源的驻留时间可以调节，从而获得较理想的剂量分布以确保治疗效果。

新辅助化疗主要用于局部晚期的宫颈癌和具有不良预后因素的高危患者。新辅助化疗可以缩小肿瘤体积，提高肿瘤的手术切除率；缩小肿瘤体积，减少肿瘤组织中的乏氧细胞，提高放疗疗效；降低癌细胞活力，减少术中播散及术后转移；消灭亚临床病灶，减少复发和转移。由于肿瘤血管床尚未破坏，化疗药物容易进入瘤体，化疗效果好。

第三节 纳秒脉冲消融宫颈癌的实验研究

宫颈突出于阴道内，能够通过简单的器械充分暴露和固定，给适于体表治疗的纳秒脉冲消融提供了时机。

一、单独使用脉冲电场消融宫颈癌

一种方式是单独使用脉冲电场消融肿瘤，纳秒脉冲消融采用高场强（10～100 kV/cm）和低脉宽（纳秒级），导致脉冲作用在细胞的时间更低于细胞膜充电的时间，瞬时提高细胞膜的通透性，达到脉冲电场消融肿瘤的效果，即透过细胞膜直接作用于亚细胞膜（核膜、线粒体膜、内质网膜），同时脉冲电场能促进细胞的内吞作用。纳秒脉冲消融作为一种新型不产热的超短脉冲肿瘤微创消融疗法，已经用于多种实体肿瘤治疗，如皮肤癌、肝胆胰肿瘤、宫颈癌和基底细胞癌等。在临床上，纳秒脉冲消融治疗基底细胞癌时，引起轻微温度变化；动物实验已经证实，纳秒脉冲消融提高细胞膜的通透性，降低线粒体膜电位，作用于细胞核，导致DNA损伤、细胞功能改变、细胞凋亡或其他形式死亡。纳秒脉冲消融抑制宫颈癌细胞增殖，同时诱导细胞凋亡和坏死，以凋亡为主。

二、脉冲电场联合顺铂

另一种方式就是使用脉冲电场联合药物治疗宫颈癌，使不易透过细胞膜的化疗药物能进入细胞，通过不同机制的电消融联合化疗药物提高肿瘤抑制效果，减少药物用量。已经有实验采用纳秒脉冲消融及顺铂（cisplatin）单独和联合使用，观察到联合治疗对人宫颈癌细胞的生长有显著影响，发现脉冲电场与顺铂有协同作用。顺铂是治疗肿瘤的常用药物之一，相对分子质量小，很难透过完整细胞膜，抗癌谱广，与多种抗肿瘤药有协同作用，其主要的抗癌机制是干扰DNA复制和转录、阻滞细胞周期等。但是，顺铂易引起胃肠道反应，随着剂量增加，易加剧肾脏和神经毒性，甚至抑制骨髓，并且极易耐药。因此需要提高给药效率，以减少药物用量，增加药物渗透率，减少副作用，提高治疗效果。

单独使用脉冲电场也能抑制人宫颈癌细胞的侵袭转移能力，其机制可能与电脉冲刺激时，会出现可逆性穿孔，通透性极大增强有关。纳秒脉冲消融发生器装置是由杭州睿笛生物科技有限公司设计制作。脉冲电场参数统一为电场强度30 kV/cm、脉冲宽度100 ns、脉冲频率0.5 Hz。顺铂分子式为$Pt(NH_3)_2Cl_2$，相对分子质量为300.05。根据产品说明书将粉状顺铂溶于生理盐水，以不同μg的顺铂均匀溶解配置成1 mL的液体，其中生理盐水量=1 mL–顺铂量，避光配置，现配现用，使用过程也尽量避光。以不同脉冲次数（6个、12个、18个和30个）的纳秒脉冲消融和不同浓度（1 μg/mL、2 μg/mL、4 μg/mL、8 μg/mL、16 μg/mL和32 μg/mL）的顺铂分别处理宫颈癌细胞，检测抑制率。联合用药组采取用脉冲电场联合顺铂对宫颈癌消融后检查抑制率。选择远低于IC 50值的脉冲电场次数和顺铂浓度，即以场强30 kV/cm、脉宽100 ns、重复频率0.5 Hz的6个和12个纳秒脉冲消融处理细胞后，分别加入1 μg/mL和2 μg/mL的顺铂，检测抑制率。

结果发现，随着脉冲次数和顺铂浓度的增加，细胞抑制率也增加，说明脉冲电场和顺铂杀伤细胞具有剂量依赖性，呈正相关；低剂量（6个和12个）脉冲电场联合低浓度（1 μg/mL和2 μg/mL）顺铂的联合作用指数均小于0.9，说明低剂量脉冲电场联合低浓度顺铂具有协同作用，即二者疗效相加，其中6个脉冲电场联合1 μg/mL顺铂的联合作用指数为0.88，6个脉冲电场联合2 μg/mL顺铂的联合作用指数为0.85，12个脉冲电场联合1 μg/mL顺铂的联合作用指数为0.84，12个脉冲电场联合2 μg/mL顺铂的联合作用指数为0.67，作用最显著。脉冲电场联合顺铂诱导细胞凋亡和坏死，以凋亡为主。在脉冲电场联合顺铂组宫颈癌细胞内Bax蛋白表达量最高；抗凋亡蛋白Bcl-2表达量最低。单独使用低剂量（6个和12个）脉冲电场对细胞的抑制作用不大，为了提高治疗效果，考虑联合使用低浓度顺铂，不仅使药物易于透过细胞膜，而且可能显著抑制细胞增殖。

低剂量脉冲电场联合低浓度顺铂具有重要的临床意义。低剂量脉冲电场和低浓度顺铂杀伤肿瘤细胞都具有剂量依赖性，同时低剂量脉冲电场联合低浓度顺铂能协同抑制肿瘤细胞增殖，流式结果显示二者诱导大部分细胞凋亡，少部分坏死。顺铂主要作用部位在DNA，而纳秒脉冲消融作用在细胞器膜，形成的细胞膜损伤时间短，撤去电场后可以恢复。纳秒脉冲电消融和顺铂的化学作用机制不同，可以通过不同通路杀灭肿瘤细胞。

纳秒脉冲消融和顺铂在治疗肿瘤方面是多种机制共同作用的结果，其中尤为重要的是凋亡机制。在细胞凋亡过程中，Bcl-2家族蛋白起着重要的作用，主要存在于线粒体，它包含两类功能相反的蛋白：以Bax为代表的促凋亡蛋白和以Bcl-2为代表的抗凋亡蛋白。Bcl-2是第一个被确定有抑制肿瘤作用的基因，通过修复损伤的DNA，调节细胞内钙离子的水平，减少细胞色素C氧化酶从线粒体释放入细胞质等抑制凋亡。Bax的同源基因是Bcl-2，其作用是通过拮抗Bcl-2来促进细胞凋亡。相关研究表明，Bax与Bcl-2的比值影响细胞凋亡过程，Bcl-2表达高于Bax时细胞存活；反之细胞凋亡，从而推测，脉冲电场联合顺铂可能通过线粒体途径共同促进肿瘤凋亡。脉冲电场联合顺铂可能有共同的凋亡机制。前期研究表明低剂量脉冲电场联合低浓度顺铂具有协同抑制宫颈癌细胞增殖的作用，可能为宫颈癌治疗提供一种有效的手段。

三、脉冲电场对宫颈癌转移复发能力的影响

有学者研究了不同场强脉冲电场作用于宫颈癌细胞后细胞增殖能力的改变，结果发现在各观察时间点实验组宫颈癌细胞的增殖情况同对照组均无显著差别，在一定的脉冲电场作用范围内，宫颈癌细胞受到的抑制效应随场强衰减而逐步减弱，但不会出现细胞增殖能力增强的现象。

恶性肿瘤的侵袭转移是肿瘤细胞和宿主细胞及细胞外基质之间相互作用的连续性过程，是其致死亡的主要原因之一。有实验用Matrigel来体外模拟细胞外基质和基底膜，所观察的细胞黏附能力、侵袭能力、迁移能力的变化，能反映肿瘤细胞的侵袭过程。尽管对于不同的肿瘤，其起因、基因型、表现型也不尽相同，但各种肿瘤的侵袭转移过程却是有共同的分子机制：肿瘤细胞的增殖能力增强；肿瘤细胞的黏附能力增强；肿瘤细胞周围基质蛋白水解；肿瘤细胞迁移；转移靶器官的趋化与生长。在实验中，分别利用基质胶黏附实验、Transwell小室侵袭实验和划痕修复实验探讨不同的亚致死剂量脉冲电场作用后宫颈癌细胞发生周边侵袭以及转移的能力变化，了解脉冲电场消融后是否会促进残留癌细胞的扩散和转移。结果显示，宫颈癌细胞黏附能力、体外侵袭能力以及细胞迁移能力均随着脉冲电场场强剂量增高受到不同程度的抑制，并

且相对高剂量组其侵袭和转移的相关指标下降和对照组比较都有显著差异。可见脉冲电场消融治疗时，即使不能一次完全消融肿瘤细胞，残留的细胞在脉冲电场作用下侵袭转移能力也不会增强，相反还会受到一定程度抑制。

脉冲电场不会增强宫颈癌细胞的增殖、侵袭和转移能力，而且对其侵袭转移有一定的抑制作用。那么在利用脉冲电场消融宫颈癌病灶时，残留病灶潜在的转移扩散可能会被暂时抑制，为再次消融或后续的治疗提供了机会。

研究者进一步探讨了其可能的作用机制，发现侵袭与转移是恶性肿瘤最重要的生物学行为，同时也是一个多因素、多步骤的极其复杂的病理过程，涉及增殖、运动、降解细胞外基质等多个环节。MMP-2是一种Zn^{2+}和Ca^{2+}依赖性蛋白水解酶，在肿瘤细胞和间质细胞中以酶原方式分泌，经水解激活，能特异性降解基底膜的主要成分——Ⅳ型胶原。研究发现它不仅能崩解细胞外基质，还可使细胞外基质重排，有利于肿瘤细胞的游出。MMP-2与宫颈癌细胞的侵袭行为有很大的相关性，当MMP-2的活性或表达降低时肿瘤细胞的侵袭性也会明显减弱。有研究检测到脉冲电场作用于宫颈癌细胞后，MMP-2蛋白mRNA表达显著下降，且随着脉冲电场强度的增加，这种变化趋势趋明显。由此推测，下调MMP-2的表达，减弱其降解和重排细胞外基质的能力，可能是脉冲电场抑制人宫颈癌细胞宫颈癌侵袭转移能力的机制之一。

RhoC是Rho家族的一个成员，在许多肿瘤特别是侵袭性高的肿瘤如乳腺癌、恶性黑色素瘤、食管癌等中都有高表达，证实RhoC基因高表达与肿瘤的侵袭力密切相关，RhoC基因编码的鸟苷三磷酸（guanosine triphosphate，GTP）结合蛋白，具有GTP酶活性，在细胞的信号转导通路中作为信号转换器或分子开关，作用于细胞骨架或其靶蛋白，参与细胞信号的转导和肌动蛋白细胞骨架的调节，通过调控细胞迁移的多个方面，参与肿瘤转移的全过程。有研究发现RhoC阳性表达与MMP-2阳性表达有协同作用，呈正相关性。过度表达RhoC能导致MMP-2、MMP-9、MTI-MMP等的mRNA表达显著升高，即RhoC不但能明显上调MMPs的表达水平，同时也能增加MMPs的活性，使其降解细胞外基质能力增强，在肿瘤细胞的侵袭过程中起到重要的促进作用。由此可见RhoC蛋白诱导细胞迁移，而后导致MMP-2破坏转移部位的细胞外基质，从而完成侵袭转移的过程。脉冲电场明显抑制RhoC蛋白mRNA的表达，同时随着脉冲电场强度的增加，这种变化趋势愈加明显，且和对MMP-2蛋白mRNA表达的抑制也具有协同性，由此可推测脉冲电场对RhoC蛋白表达的抑制可能是脉冲电场引起MMP-2蛋白表达抑制及减弱其活性的重要原因之一。脉冲电场能够抑制人宫颈癌细胞的侵袭转移能力，下调MMP-2和RhoC蛋白的表达是其可能的机制之一。国外已将脉冲电场应用于临床前列腺癌患者的治疗并取得了较好效果，脉冲电场给晚期宫颈癌的治疗提供了新的思路和方法。

由于实际操作中需要插入电极，所以位于体表或能够充分暴露的局限性病灶比较适合选择脉冲电场治疗。纳秒脉冲电场消融操作因其精准、微创、操作简单、作用时间短，便于推广应用，因此该疗法在肿瘤包括妇科肿瘤治疗领域有发展前景，但目前该技术在临床上仍须进一步优化参数和剂量、统一评价疗效标准、观察远期效果。

（张薏）

第十四章　脉冲电场消融乳腺癌

乳腺癌是女性最为常见的恶性肿瘤之一，发病率位居女性恶性肿瘤之首。根据统计，全球女性乳腺癌发病率为37.4/10万，而在北美和西欧，高达99.4/10万和84.6/10万，且全世界每年正以3%的速度递增。在我国，乳腺癌是导致妇女死亡的第2位恶性肿瘤，在北京、上海、广州等发达城市，甚至已成为妇女最常见及致死率最高的恶性肿瘤。乳腺癌作为一个引起女性死亡的重要原因，正在获得越来越多的关注。

中国国家癌症中心公布了最新的全国癌症发病趋势。该报告统计了我国女性最常见的肿瘤，乳腺癌则占到了15%。由于我国人民生活水平迅速提高、饮食和生活方式改变，伴随社会转型压力增大，晚婚晚育，高脂肪饮食、肥胖，以及电离辐射这些诱发乳腺癌的高危因素增多，我国乳腺癌发病率的增长速度已经高出高发国家，乳腺癌已经成为威胁城市女性的公共健康问题。

根据乳腺癌最新治疗指南，乳腺癌目前治疗方法包括手术切除、化疗、放疗、针对雌孕激素受体的内分泌治疗，针对HER-2基因异常的分子靶向治疗、生物免疫治疗。个体化治疗方案需要根据乳腺癌病理类型、雌孕激素受体表达情况、基因突变检测，结合乳腺癌的分级分期决定。乳腺癌分期采用的是国际通用的TNM分期法（T代表肿瘤病灶大小，N代表区域淋巴结转移情况，M代表全身转移情况），最终将乳腺癌分为Ⅰ期、Ⅱ期、Ⅲ期和Ⅳ期。乳腺癌最常见的病理类型为浸润性小叶癌和浸润性导管癌；乳腺癌预后判断因子HER-2、雌孕激素受体的情况分为阴性和阳性，由于乳腺是雌激素、孕激素、泌乳素等多种内分泌激素作用的靶器官，乳腺癌的内分泌治疗效果与这些激素的受体情况密切相关。只有激素受体阳性的患者，才能从内分泌治疗或激素治疗中获益。而激素受体阴性的患者使用内分泌治疗也不会获益。因此，乳腺癌患者中，激素受体阴性、肿瘤大于2 cm、晚期患者治疗最为棘手，有时候患者初发或经过治疗后已经失去手术机会，内分泌治疗无效，不能耐受化疗毒副反应，需要其他姑息性治疗，如局部消融，对原发肿瘤降级降期，使得肿瘤病灶缩小，争取手术机会，增强机体免疫力，延长生存期。

近年来，随着对乳腺癌生物学行为认识的不断深入，乳腺癌作为一种全身性疾病的理念，取代了既往认为是局部疾病的旧观念。包括手术、放疗、化疗、内分泌和靶向治疗等在内的治疗手段日益多样化。本章主要介绍目前乳腺癌的综合治疗情况及纳秒脉冲微创消融治疗乳腺癌的研究进展。

第一节　乳腺癌的手术治疗

乳腺癌的外科治疗历史经历了从经典根治术到乳腺癌扩大根治术，再到保乳手术及微创手术的巨大转变。19世纪末，Halsted创立了乳腺癌根治手术，使乳腺癌的5年存活率达到30%，从此奠定了外科手术在乳腺癌治疗中的主导地位。尽管在之后的数十年中，不断有外科医生尝试更大范围的切除以寻求最大的治疗效果，但结果不尽如人意。直至20世纪70年代，Fisher首先提出：乳腺癌从一开始就是一种全身性疾病，盲目扩大手术切除范围，并不能改变患者的预后。乳腺癌的治疗需同时针对原发肿瘤和转移病灶采取局部和全身相结合的综合治疗。经过数十年发展逐渐形成了目前乳腺癌以手术根治与其他辅助治疗并重的现代治疗模式。

一、乳腺癌改良根治术

自20世纪70年代，Fisher的乳腺癌全身疾病说被广为接受以来，改良根治术取代传统根治手术成为乳腺癌外科治疗应用最广的术式。改良根治术主要分为Ⅰ、Ⅱ式。Ⅰ式主要适用于恶性肿瘤距乳头<3 cm的Ⅰ、Ⅱ期乳腺癌，未触及腋下淋巴结，且胸大肌未受累者。Ⅱ式适用于腋窝淋巴结有较多转移和明显肿大与胸大肌无粘连的临床Ⅰ、Ⅱ期乳腺癌，需进行包括Rotter淋巴结在内的腋窝淋巴结的彻底清除。与传统根治术相比，改良根治术损伤相对较小，能更好地保留肢体功能及胸廓外形，术后恢复快，一直是我国以及欠发达国家最主要的术式。

二、乳房单切+前哨淋巴结活检术

腋窝淋巴结清扫术（axillary lymph node dissection，ALND）是乳腺癌的常规术式，即使行各种乳房保留性手术，也需同时行ALND。然而手术后并发症，包括腋下疼痛和麻木，以及因组织淋巴液积聚而导致的淋巴水肿等，给患者造成极大的痛苦。近年来，有许多学者对早期乳腺癌行ALND的必要性提出质疑，并开始进行挑战性探索，试图以前哨淋巴结活检（sentinel lymph node biopsy，SLNB）来取代常规的ALND。我们把癌细胞通过淋巴系统扩散首先到达的淋巴结或者淋巴结组称为前哨淋巴结。通常认为，如果前哨淋巴结中不存在癌细胞，就意味着其余的淋巴结也不会存在肿瘤。这种方法可能会引起副作用，但是与ALND相比少很多。这是乳腺癌外科治疗史上的又一次革命。经过数十年的研究与探索，美国临床肿瘤学会（ASCO）发布了关于早期乳腺癌患者使用前哨淋巴结活检的若干新推荐。包括无前哨淋巴结（sentinel lymph node，SLN）转移的女性不须接受腋窝ALND。大多数仅有1～2粒前哨淋巴结转移，且计划接受保乳术和全乳放疗的女性，不须接受ALND。SLN转移但仍接受乳房切除术的女性，可进行ALND。可手术的乳腺癌和多中心肿瘤患者，和（或）将进行乳房切除术的乳腺导管内原位癌（ductal carcinoma in situ，DCIS）患者，和（或）之前进行乳腺和（或）腋窝手术，和（或）有术前或新辅助全身治疗的女性患者，可进行前哨淋巴结活检（SNLB）。计划行保乳手术的大型或局部晚期浸润性乳腺癌（肿瘤大小T3/T4），和（或）炎性乳腺癌，和（或）DCIS等女性患者，和（或）孕期女性，不建议接受SNLB。

三、保乳手术

现代女性对自身美观追求的不断提高，以及各种辅助治疗手段的综合应用，提高了总体乳腺癌术后生存率，降低了术后复发风险，使得部分乳腺癌患者可以避免行全乳房切除术。20世纪90年代几项大型随机对照研究证实保留乳房手术在早期乳腺癌中与传统切除乳房手术疗效相同，使得保乳手术在Ⅰ、Ⅱ期乳腺癌治疗中逐步取代改良根治术。在NSABP-06研究中，总共入组1 851位患者，经过中位20年随访发现，无病生存（dsease-free survival，DFS）、无远处转移生存（distant disease free survival，DDFS）和总生存（overall survival，OS）均无显著性差异。此外，共701例直径<2 cm的原发性乳腺癌患者参与的MiIan Ⅰ临床试验 研究中（349例全乳房切除与352例保乳手术），20年临床观察结果显示，虽然保乳组在局部复发略高于全切组（8.8%与2.3%，$P<0.001$），但两者的总死亡率无显著差异（41.7%与41.2%，$P=1.0$）。因此，目前普遍认为早期乳腺癌患者保乳手术和根治术疗效相仿。在发达国家，乳腺癌的保乳治疗逐渐替代全乳房切除手术成为乳腺癌治疗的主流术式。目前指南推荐，对于行保乳手术的乳腺癌，切缘的要求是“无浸润性肿瘤或DCIS印染”即可，保乳术后常规需加做放疗。

第二节 乳腺癌微创手术治疗

一、麦默通旋切系统

麦默通旋切系统（mammotome，MMT）是在超声或钼靶立体定位引导下，通过计算机控制的真空辅助高速旋切乳房治疗性诊断设备，是目前最先进的微创活检系统。由于它能够在影像引导下实施乳腺的微创治疗，从而能够切除临床无法触及或手术难以切除的乳腺异常，主要适用于临床体检发现乳房内肿块、钼靶X射线发现的可疑微小钙化或致密块影，超声检查发现可疑实性肿块的活检和切除。Burbank等首先报道麦默通活检诊断乳腺疾病，与普通活检粗针相比，麦默通活检系统切取的标本量更大、准确性高，而且可以获取足够的标本量进行免疫组化检查。李玉阳等用麦默通活检系统对36例早期乳腺癌原发肿瘤进行活检，活检组织的病理诊断和ER、PR、P53检测结果与术后切取肿瘤组织比较，准确率为97.2%。麦默通旋切技术可以对可疑病灶进行重复切割，以获得足够乳腺组织标本，大大提高了早期乳腺癌的诊断准确性。但是，与传统手术相比，麦默通最大的不足就是容易发生病灶的残留，也存在针道种植转移、无法获得肿瘤完整切缘等问题，因此，麦默通旋切系统应用于恶性肿瘤的根治性切除是否合适，至今没有达成共识。

二、消融治疗

消融治疗是将脉冲能量经多极针传导到肿瘤组织中，产生局部高温从而使肿瘤组织发生凝固性坏死的微创治疗手段。常用的方法包括射频消融（RFA）、微波消融（microwave ablation，MWA）和高强度聚焦超声消融（HIFU）等。相对于传统的手术治疗，消融治疗的创伤小、副作用轻微、耐受性好、对女性乳房外观影响较小，尤其适用于手术耐受性差或高龄的患者。但射频消融技术在如何做到对肿瘤组织的精准操作，仍存在不少问题，同时还缺乏关于乳腺癌消融治疗的多中心大样本临床研究结果，特别是长期疗效观察结果。

此外，新兴的纳秒脉冲（nanosecond pulsed electric fields，nsPEFs）技术也值得临床关注。研究发现，在脉冲电场的作用下，细胞膜脂双层上形成微孔，膜的通透性和电导瞬时增大，即电穿孔现象。而当脉宽降低至纳秒级伴随场强升高（>10 kV/cm)，细胞膜并没有出现明显的电穿孔，但细胞内部结构（如细胞核、线粒体、内质网等）会出现一系列的结构和功能性改变，例如核膜穿孔、微核产生、基因表达增强、线粒体穿孔并导致胞内钙离子释放、诱导细胞周期改变等，同时诱发程序性细胞死亡。纳秒脉冲技术在皮肤癌、肝癌、结肠癌等的动物实验模型中取得不错的疗效，国外也有病例报道，皮肤基底细胞癌患者在接受纳秒脉冲的治疗后，皮肤表面肿瘤完全消失，只留下瘢痕组织，病理检查也未提示有癌细胞残留。纳秒脉冲作为一种新型肿瘤微创治疗技术，比传统的热消融方法创伤更小，且可以避免热损伤，应用前景值得期待。但由于肿瘤的部位不同、肿瘤异质性等原因，大范围地应用于临床仍有不少技术难题需要解决。

微创治疗医疗器械和技术广泛应用，从技术和硬件上为保乳和微创治疗提供了可能。由于乳腺无致命血管神经结构，位置表浅，在皮肤和乳腺之间没有穿行任何重要器官，是物理消融治疗的理想部位。物理消融技术对早期患者可以达到保乳、微创，乃至避免手术的可能。对晚期患者，可以减少瘤荷，进行姑息或协同治疗，争取手术机会。

物理消融治疗利用各种物理手段包括高电压技术消融肿瘤，杀灭癌细胞，从而达到物理切除的目的。目前可选择的物理消融手段包括射频消融、冷冻消融、激光消融、高强度聚焦超声消融、海扶刀消融、纳秒脉冲消融等。目前物理消融治疗已经呈现良好的临床应用前景。例如射频消融术（RFA）等物理微创消融治疗手段已经应用于早期乳腺癌，临床研究显示，RFA可达到与局部扩大切除术相同的局部控制率。在各种物理消融手段中，纳秒脉冲消融（nsPEFs Ablation）通过脉冲发生器发射的高压超短电脉冲破坏肿瘤。与传统开放手术或其他基于极端温度的消融方法相比，纳秒脉冲消融治疗的优点包括：仅需局部麻醉、不须切开皮肤、对乳腺组织损伤小、对外形影响小、能重复应用。

目前的高电压硬件和高功率脉冲技术可以将电场强度升高（> 10 kV/ cm)，同时把脉冲电场的脉宽从微秒级别进一步压缩至纳秒级，形成纳秒脉冲电场。在纳秒脉冲作用下，细胞膜并没有出现微秒脉冲激发的细胞电穿孔（electroporation）现象，而只有微孔（nanopore）形成，而细胞内部结构（如细胞核、线粒体、内质网等）出现一系列的结构和功能性改变，例如，核膜穿孔、微核产生、基因表达增强；线粒体穿孔并导致胞内钙离子释放；抑制荷瘤动物肿瘤组织的生长；诱导细胞周期改变等，同时诱发程序性细胞死亡（programmed cell death，PCD），即凋亡（apoptosis）。因此，近20年来纳秒脉冲电场作为单独的消融手段，诱导各种实体肿瘤细胞发生凋亡而不需要依靠化疗药物，进而避免了因化疗药物而引起的一系列副反应，在皮肤癌、肝癌上已经证实具有重要的临床意义。

在乳腺癌上，曾有研究使用10 ns的纳秒脉冲联合化疗药物对乳腺癌进行治疗，也有研究不联合任何化疗药物，单独使用300 ns纳秒脉冲消融人乳腺癌。发现消融乳腺癌时能够刺激机体的免疫反应。淋巴细胞包括T淋巴细胞、B淋巴细胞和自然杀伤细胞，通过免疫监视防御来维持免疫自稳，帮助机体清除肿瘤细胞，其中，T淋巴细胞又分为$CD4^+$和$CD8^+$ T淋巴细胞，$CD4^+$ T淋巴细胞主要通过分泌细胞因子参与免疫应答，$CD8^+$ T淋巴细胞可以杀伤肿瘤细胞和病毒感染的细胞。研究发现，纳秒脉冲消融1个月后荷瘤小鼠免疫细胞绝对数量和百分比均发生变化，对照组和假手术组乳腺癌快速生长，不但损伤自身T淋巴细胞，导致绝对数量减少，剩余细胞的比例也降低，防御功能减弱。而消融组在纳秒脉冲消融后1个月，脾脏中$CD4^+$ T淋巴细胞和$CD8^+$ T淋巴细胞数量较对照组和假手术组明显升高，说明纳秒脉冲局部消融刺激了机体T淋巴细胞增殖能力。

纳秒脉冲消融已经用于恶性黑色素瘤、肝癌、胰腺癌等实体肿瘤的实验性消融及临床实验中，但对乳腺癌的治疗效果尚无深入探索。乳腺肿瘤位于皮下，乳房表面为皮肤，皮肤下面是脂肪组织，脂肪组织下面才是乳腺腺体组织，周围无致命大血管穿行，操作简单易行，安全系数较肝癌、胰腺癌等腹腔内实体肿瘤更为可靠。研究验证了乳腺癌对纳秒脉冲消融具有一定敏感性，与化疗及放疗相比，纳秒脉冲是一种相对可以局部定点使用的治疗方法。其作用的效果根据脉冲的个数、脉宽以及场强等因素决定，一般在20～40 kV/cm时达到最大的凋亡诱导率。本次实验中，消融参数是100个脉冲，300 ns脉宽，场强为40 kV/cm，隔日消融共3次，该参数在多种实体肿瘤上能够实现有效消融。本实验证明该参数对人乳腺癌细胞MDA-MB-231也能有效消融，在动物体内证实了其生物效应。

除了观察抑制肿瘤的疗效以外，本研究也探索了该治疗剂量对荷瘤小鼠机体免疫细胞的影响及对机体的副作用和风险。通过治疗后1个月的随访发现，消融组6例MDA-MB-231乳癌荷瘤小鼠中，5例经纳秒脉冲消融后，解剖和病理检测证实原发肿瘤完全消融，1例因原发肿瘤体积较大，未能全部消除，只能减慢肿瘤生长，消融3次后消融区域内仍有肿瘤残余。造成这例消融不完全的可能原因包括：消融范围不够，未达到充分的安全边缘；消融深度不足，有深区遗漏；而假手术组未出现出血或邻近组织烧伤，因此在纳秒脉冲消融乳腺癌的彻底性方面，肿瘤体积越小局部消融的彻底性越好。

在对免疫细胞的数量和比例上对比发现，局部消融的使用，显著提高了荷瘤小鼠机体免疫细胞的T淋巴细胞亚群的数量和比例，重塑了肿瘤微环境，说明局部使用

nsPEFs消融，能够使得坏死肿瘤细胞激活机体免疫，这对乳腺癌患者来说，具有重要的意义。

曾有研究使用纳秒脉冲对小鼠乳腺癌进行治疗，对肿瘤抑制效率为79%，主要观察局部效果；本研究旨在探索不联合任何化疗药物，单独使用纳秒脉冲，采用已在其他肿瘤中优化过的治疗参数，除了观察局部肿瘤消融效果以外，还探索了局部治疗对机体免疫系统产生的影响。本研究发现，纳秒脉冲不但能局部消融乳腺癌，还能对机体免疫系统产生影响，纳秒脉冲重塑肿瘤免疫微环境的可能机制主要包括：①采用局部消融治疗后荷瘤小鼠的肿瘤生长受到抑制，肿瘤负荷减小，小鼠的脾脏细胞有机会获得增殖，继续发挥机体非特异性抗肿瘤免疫功能；②局部消融的肿瘤坏死组织吸引淋巴细胞浸润，激发了机体自身免疫系统对肿瘤细胞特异性的适应性免疫应答。上述免疫反应在一定程度上有利于抑制肿瘤继续发展。

通过本研究也发现了纳秒脉冲消融乳腺癌的操作挑战，包括：①很难精确地对消融范围进行三维立体模拟，对乳腺癌精准消融实现解剖型定位；②术中动态模拟消融过程；③术后利用核素等放射免疫技术手段或循环肿瘤干细胞检测技术进行乳腺癌特异性肿瘤标记物检测，精确评估肿瘤消融的范围，及时发现遗漏，纠正和设计进一步的后续消融策略。

本研究在MDA-MB-231荷瘤小鼠动物模型上证实了纳秒脉冲可以抑制乳腺癌细胞MDA-MB-231的肿瘤生长，不但能够有效抑制原发肿瘤，还能提高T免疫细胞的数量。对乳腺癌患者来说，微创纳秒脉冲是一种可选择的局部消融选择。

第三节　乳腺癌的个体化辅助治疗

现代肿瘤的辅助治疗，逐渐摒弃了既往大剂量放化疗的粗框型模式，而更注重患者的生存质量。对于乳腺癌的辅助治疗体现在以乳腺癌分子分型指导下的个体化治疗。目前临床主要根据雌激素受体（estrogen receptor，ER）、孕激素受体（progesterone receptor，PR）、HER-2和Ki-67这4项指标将乳腺癌分成四个亚型。

（1）管腔A型（Luminal A）：ER、PR高表达，HER-2阴性，Ki-67低表达。该型患者预后好，对内分泌治疗敏感，多数情况可免于化疗。

（2）管腔B型（Luminal B）：分为两种类型。①HER-2阴性，ER、PR低表达，Ki-67高表达。以内分泌治疗为主，也可加用化疗。②HER-2阳性，ER和（或）PR阳性，任何Ki-67值。治疗以化疗、抗HER-2治疗和内分泌治疗相结合。

（3）HER-2过表达型：HER-2阳性，ER和PR均阴性。需要化疗联合抗HER-2治疗。

（4）三阴性乳腺癌（triple negative breast cancer，TNBC）：即ER、PR、HER-2均呈阴性。由于缺乏内分泌治疗和抗HER-2治疗，且肿瘤具有较大的侵袭性而易发生远处转移，预后较差。但相对于其他类型对化疗更为敏感。

第四节　乳腺癌的化疗

化疗是除手术切除之外治疗恶性肿瘤的另一重要手段。乳腺癌作为一种全身性疾病，在其发生的早期就可能存在癌细胞通过血液或淋巴道进行全身播散转移。通过全身性化疗可以杀灭体内隐匿的转移灶及血液中的癌细胞，减少患者体内的肿瘤负荷，对提高乳腺癌患者长期生存率具有显著作用。

一、新辅助化疗

新辅助化疗顾名思义指在手术治疗或放疗前进行的全身性、系统性的2～4个周期的细胞毒性药物治疗，使一些不能完全切除或者无法保乳的乳腺癌可以手术切除，甚至保留乳房。据NSABPB-18临床研究报道，新辅助化疗可使肿瘤原发病灶缩小，临床缓解率达77%，保乳率达68%。目前应用较多的是AC-T/H（多柔比星联合环磷酰胺序贯紫杉醇类药物/曲妥珠单抗），TCH（多西他赛联合卡铂及曲妥珠单抗）等方案，多用于局部晚期乳腺癌、腋窝淋巴结有转移、原发肿瘤直径>3 cm、HER-2阳性、三阴性等高危病例。

新辅助治疗后达到病理学完全缓解（PCR）的患者，其预后明显好于非PCR者。对于HER-2阳性患者，在接受新辅助化疗后比HER-2阴性患者更易获得PCR。NOAH研究的随访发现，新辅助化疗联合曲妥珠单抗对比单纯新辅助化疗，获PCR者比未获PCR者复发风险降低83%，5年无事件生存率（EFS）分别为57.5%和43.3%（$P=0.016$）。表明HER-2阳性乳腺癌在新辅助化疗联合曲妥珠单抗可通过提高PCR率转化为长期生存获益。

二、乳腺癌术后常规辅助化疗

乳腺癌术后的辅助化疗有助于杀灭患者体内可能存在的隐匿或微小转移灶，从而延长患者术后生存期。因此，绝大多数的乳腺癌术后需行化疗，适用于浸润性乳腺癌伴/不伴腋窝淋巴结转移者。目前绝大多数学者认为，具备下列因素主张化疗：组织学3级、Ki-67高表达、HER-2阳性或三阴性乳腺癌、高21基因RS评分、70基因表达谱提示高复发风险以及超过3个淋巴结转移。荟萃分析表明，蒽环类药物为基础的方案优于CMF方案，含紫杉类药物方案优于基于蒽环类的辅助化疗方案。目前常用含蒽环类及紫杉类药物的化疗方案。

三、晚期乳腺癌的治疗性化疗

晚期乳腺癌的化疗主要应用于初次保乳手术或全乳手术切除复发患者、激素受体阳性但内分泌治疗失败患者，以及激素受体阴性的全身病变患者。目前临床上常用的化疗药物有蒽环类、紫杉醇类、烷化剂类、抗代谢类等，并根据患者的年龄、全身状况等因素选择单药或多药联合化疗。经过更为优化的化疗方案治疗，也可使晚期乳腺癌的有效率达60%～80%，完全缓解（CR）率提高到15%。

第五节　乳腺癌的靶向治疗

分子靶向治疗是近年来肿瘤研究最为活跃领域之一。随着越来越多调控肿瘤发生、生长、转移的癌基因、抑癌基因的发现，肿瘤的治疗从细胞毒药物为主的传统化疗转变为精准的靶向治疗。目前用于乳腺癌治疗的基因位点有HER-2、VEGF、EG-FR 、mTOR信号通路等。

在乳腺癌的发病因素中，表皮生长因子受体2（HER-2）的致癌基因起了主要作用，近三分之一的乳腺癌患者存在着HER-2基因的过度表达，并通过MAPK和PI3K/AKT信号通路促进肿瘤细胞增殖抑制、凋亡。国外的临床研究如H0648g、H0649g和H0650g均证明对于HER-2阳性的乳腺癌患者，可以从曲妥珠单抗的治疗中获益，并且联合多种化疗药物治疗可显著提高疾病缓解率和总生存期，提示曲妥珠单抗同时存在协同作用。根据临床试验结果支持，推荐曲妥珠单抗标准治疗时间是1年。拉帕替尼（lapatinib）是另一种新型口服可逆的小分子表皮生长因子酪氨酸激酶抑制剂，与曲妥珠单抗无交叉耐药，且能够透过血脑屏障，对于乳腺癌脑转移有一定的治疗作用，也可用于曲妥珠单抗治疗失败的HER-2阳性的乳腺癌患者。

EGFR靶向药物，如吉非替尼（gefitinib）和厄罗替尼（erlotinib）等，近来也有不少研究者开始尝试将它们用于乳腺癌治疗，但目前只是局限于体外实验及临床前研究。贝伐单抗作为一种重组的人源化VEGF单克隆抗体，用于晚期乳腺癌治疗的效果一直很有争议，能从治疗中获益的人群特征尚不明确。至于其他新研究靶点，如哺乳动物雷帕霉素靶蛋白（mammalian target of rapamycin，mTOR）抑制剂、抗体-药物偶联物T-DM1等尚处于早期临床研究中。

第六节　乳腺癌的内分泌治疗

乳腺癌内分泌治疗是肿瘤内分泌治疗中研究最成熟和最有成效的。在乳腺癌病例中50%～60%可检测出雌激素受体，通过改变激素依赖性肿瘤生长所需要的内分泌微环境，阻断了其生长发育的途径，使肿瘤细胞的增殖停滞在G0/G1期是内分泌治疗的主要机制。目前，可测定的主要是雌激素受体和孕激素受体两类。临床常用的乳腺癌的内分泌药物有非甾体类抗雌激素药、孕酮类药物、促性腺激素释放药物、芳香化酶抑制剂等。

三苯氧胺（tamoxifen，TAM）是乳腺癌内分泌临床上研究最多、应用最广的药物，可以用于复发转移性乳腺癌的解救治疗，术后预防复发转移的辅助治疗。第三代芳香化酶抑制剂，如阿那曲唑等具有选择性更高、作用更强、副作用轻的优点，在一线治疗中，疗效明显优于TAM，而在乳腺癌术后辅助治疗的临床研究发现，5年阿那曲唑比5年三苯氧胺疗效更好，因此，对于绝经后激素受体阳性患者在不同阶段加用第三代芳香化酶抑制剂会得到更多生存获益。

相比欧美国家，我国乳腺癌患者发病年龄较轻，绝经前较多。为了提高患者的生活质量，通过联合药物性卵巢去势和第三代芳香化酶抑制剂治疗绝经前受体阳性乳腺癌也是重要的辅助治疗手段。

第七节　乳腺癌的放疗

放疗同样是乳腺癌综合治疗的重要手段之一，尤其适用于局部治疗。放疗可提高乳腺癌术后局部控制率和降低死亡率，提高患者的总生存率，同时还能在一定程度上降低局部和区域淋巴结复发。根治术或改良根治术后的照射靶区应包括胸壁和区域淋巴结，其照射指征和靶区的设置应根据原发肿瘤和区域淋巴结情况决定。保乳手术联合术后放疗已成为Ⅰ、Ⅱ期乳腺癌的主要治疗方法，其疗效与乳腺癌根治术无明显差别，术后放疗可使局部肿瘤复发率降低约70%。放疗在乳腺癌保乳治疗中常用的模式为全乳照射和全乳照射加瘤床补量。但老年患者保乳术后放疗的获益程度仍存争议，老年乳腺癌往往高分化、雌激素受体阳性者比例高，即具有更多低复发特性，因此，对年龄≥75岁伴有并发症患者，也可选择仅行内分泌治疗放弃保乳术后的放疗。

乳腺癌作为女性最常见的恶性肿瘤，经历百年的探索研究，其治疗模式已发生了很大改变。一方面传统的乳腺癌根治术被保乳手术替代，极大降低了乳腺癌患者的身心创伤，麦默通旋切系统、射频消融技术的发展也预示着乳腺癌的外科治疗正逐渐走向更微创时代。另一方面，由于放化疗、分子靶向治疗和内分泌治疗的不断进步，乳腺癌的个体化辅助治疗手段也日益完善成熟，使乳腺癌患者的生存率和生活治疗得到明显的改善。临床医生需要平衡肿瘤微创切除和减少术后残留复发，以及各种辅助治疗手段如何有效合理联合应用策略。

（陈璐艳，傅佩芬）

第十五章　脉冲电场消融胰腺癌

第一节　胰腺癌的研究现状

胰腺癌是一种恶性程度极高的消化系统肿瘤。据世界卫生组织统计，2008年全球胰腺癌的发病率和死亡率分别列恶性肿瘤第13位和第7位。2015年统计数据显示，美国2014年胰腺癌新发估计病例数男性第10位，女性第9位，占恶性肿瘤死亡率的第4位。据《2013中国肿瘤登记年报》统计，2009年胰腺癌占我国恶性肿瘤发病率和死亡率的第7位和第6位。中国国家癌症中心的统计数据表明2015年全国男性和女性胰腺癌发病人数分别为52 200人和37 900人，死亡人数则分别为45 600人和33 800人，并且呈快速上升趋势。

胰腺癌的病因目前仍不明确，一般认为胰腺癌的发病是环境因素与遗传因素共同作用的结果。流行病学研究证实吸烟、高脂饮食和体重指数超标可能是胰腺癌的主要危险因素，另外，糖尿病、过量饮酒以及慢性胰腺炎等与胰腺癌的发生也有一定关系。除此之外，肥胖与胰腺癌相关性已达成共识，相关研究显示，男性身体质量指数（bodymass index，BMI）大于等于35 kg/m^2或女性BMI大于40 kg/m^2罹患胰腺癌的风险增加，且BMI每增加1 kg/m^2，其死亡率上升10%。

胰腺癌几乎都是起源于胰腺外分泌导管系统的腺癌，早期几乎没有典型的症状，大约有90%的患者是由于出现腹痛、腹胀等非典型症状而来就医，当患者出现疼痛特别是夜间疼痛时约有80%不能行根治性手术切除或已有远处转移。当胰腺癌确诊时，有40%患者已是肿瘤晚期不能切除，另40%有肝脏或腹腔及其他部位的转移，这些晚期胰腺癌患者中位生存期只有4～6个月，仅10%的患者诊断后生存期超过1年。医生面对的初诊胰腺癌患者有80%以上已属于疾病晚期，这是治疗胰腺癌最为棘手之所在，也是临床工作中必须面对的现实问题，所以目前大部分胰腺癌患者的治疗目的是在尽可能减少患者痛苦的情况下改善患者的生活质量以及尽可能延长生命。

胰腺癌病程短、进展快、病死率高，任何一种单一的治疗方法，均难以取得理想的疗效，因此综合治疗才有可能改善目前的治疗观。在胰腺癌的诊治过程中，强调遵循多学科综合诊治的原则，胰腺癌患者的诊疗建议至较大规模的诊疗中心并在多学科综合治疗团队（MDT）的模式下进行，由包括肿瘤内科、肿瘤外科、内镜、介入、放疗科、影像科和病理科等学科专家共同参与并贯穿患者诊治的全部过程。根据肿瘤的分子生物学特征、病理类型和临床分期等，结合患者的基础身体状况等进行全面的评估，制订科学、合理的诊疗计划，积极应用手术、放疗、化疗、介入以及分子靶向药物等手段综合治疗，以期达到治愈或控制肿瘤发展、改善患者生活质量、延长生存时间的目的。

外科手术是治疗胰腺癌的最有效的方式，也是提高胰腺癌患者远期生存率的唯一手段，胰腺癌的手术治疗包括根治性手术和姑息性手术。在我国多数患者到医院就诊时已处于胰腺癌晚期，手术切除率一般在10%左右，根治性手术切除目前仍是胰腺癌最为有效的治疗方法，能否完整切除肿瘤是决定胰腺癌预后最重要的因素之一，术前应该进行多学科讨论，充分评估根病灶的可切除性，还要明确肿瘤是否有远处转移和并发症；对疑似有远处转移而高质量的CT/MRI检查仍然无法确诊的患者，应该进行PET-CT扫描检查。正如大家对中晚期胰腺癌的治疗认识一样，尽管以手术为主的胰腺癌外科治疗已有半个多世纪的发展，但胰腺癌临床治疗效果并没有实质性改善。

由于胰腺癌早期诊断困难，手术切除率低，放化疗联合的多学科治疗是局部晚期及转移性胰腺癌的主要治疗手段。胰腺癌具有对化疗药物的多药耐药性，但化疗仍是目前最常用的方法之一。目前国内外均已将吉西他滨（gemcitabine）作为胰腺癌化疗的一线用药，虽然其疗效仅为20%左右，但目前仍无可以超越吉西他滨的药物。对于可能切除的胰腺癌患者，如体能状况良好，可以采用联合化疗方案或单药进行术前治疗，降期后再行手术切除。通过新辅助治疗不能手术切除者，即采用晚期胰腺癌的一线化疗方案。对于不可切除的局部晚期或转移性胰腺癌，积极的化学治疗有利于减轻症状、延长生存期和提高生活质量。

胰腺癌由于其解剖位置特殊，且多数对放射治疗不敏感，故常规放疗效果并不明显。近年来术中放疗治疗胰腺癌发展较快，该方法是在术中直视下，尽可能避开正常组织，对肿瘤及周边组织进行一次大剂量的放射治疗，一般以肿瘤深度的3倍选择射线能量。其优点有生物效应更高、定位准确和可以最大限度地避免对周围组织的损伤；缺点是需要单独的放疗手术间，配套仪器价格昂贵。对于不可切除的局部晚期肿瘤，同步放化疗可以明显缓解胰腺癌患者的腹痛等临床症状，提高局部晚期胰腺癌的中位生存期，缓解疼痛症状从而提高临床获益率，已逐步成为标准治疗手段。近年来一些有报道采用^{125}I腹腔镜放射粒子植入等微创治疗技术治疗中晚期胰腺癌，取得了较成熟的临床经验，延长了患者的生存期，提高了生存质量。

随着分子生物学技术的进步，新兴的生物靶向治疗、免疫治疗、基因治疗等方法也有报道用于胰腺癌的治疗，取得了一定效果。基因治疗是最具有潜力的治疗方法，目前胰腺癌的基因治疗主要是针对于p53、p16、DPC-4的转基因治疗，然而单一的基因疗法效果仍不尽如人意，疗效尚需通过进一步临床试验验证。

第二节　胰腺癌微创介入治疗的发展

微创外科（minimally invasive surgery，MIS）这个新的名称是由腹腔镜外科的创建而引导出来的，是一项重大的技术革新，是未来外科发展的方向。治疗学发展的最终目标为无创伤方法代替有创伤方法，小创伤代替大创伤的方法，这也是未来医学生物工程中治疗疾病不可缺少的手段之一。对患者而言，创伤小、恢复快、节省大量人力物力，无论是社会效益还是经济效益，都是不可估量的。随着技术的进步，目前微创外科不仅仅指腹腔镜或内镜下的手术治疗，各种经典手术的微创化革新也应纳入微创外科的范畴，能够达到经典手术的治疗效果、手术创伤轻微的方式也应归为微创外科的范畴。

一、腹腔镜在胰腺癌分期和手术可切除性判断的价值

增强CT在发现>1 cm的肝脏转移灶、侵及血管和后腹膜组织的较大肿瘤的判断上有效，但对于较小转移灶的敏感性则低得多；B超及MRI在肿瘤分期上效果不及CT，因此，如果术前怀疑而影像学检查不能确定是否有肿瘤转移及血管侵犯的患者利用腹腔镜评价胰腺肿瘤的分期及能否切除就变得非常重要。

此技术的支持者认为腹腔镜检查使20%的患者避免不必要的开腹探查。腹腔镜超声技术（laparoscopic ultrasonography，LUS）检查可使27%~64%的患者免受开腹探查之苦，对经影像学诊断可以切除的肿瘤患者仍有一定的临床应用价值。反对者认为现代影像技术可使胰腺癌术前判断可切除率的准确性达75%，腹腔镜检查使患者免受开腹的比例为4%~13%，使腹腔镜检查与分期的应用范围受到限制，而不列为常规使用。目前多数学者认为利用腹腔镜技术很容易看清肝脏表面和腹腔，利用LUS技术能更好地发现肿瘤的局部浸润、胰周淋巴结转移和血管浸润，是胰腺癌分期的重要手段。

二、腹腔镜胰腺癌切除术

胰腺在腹腔内位置很深，开腹手术需长切口才能保证胰腺及病变的暴露，而腹腔镜具有切口小、腹腔内脏器不暴露于外界等优势，能更好地显示小网膜囊及胰后空间，能够保证术者对胰周的解剖做到更精细。目前文献报道多利用腹腔镜胰体尾切除术（laparoscopic distal pancreatectomy，LDP）治疗胰腺体尾部良性病变及交界性或低度恶性肿瘤，对于治疗胰腺恶性肿瘤尚存争议。Kooby等回顾分析2000年至2008年美国9个大型医疗中心212例胰体尾切除术治疗的胰腺癌（其中LDP 23例），结果显示LDP与开腹手术近、远期疗效相当。

胰十二指肠切除术（pancreaticoduodenectomy，PD）是治疗胰头等壶腹周围肿瘤的标准术式。PD脏器切除困难，消化道重建复杂，术后并发症多且危险，是腹部外科最复杂的手术之一。1994年，美国Gagner和Pomp成功实施了保留幽门的腹腔镜胰十二指肠切除术（laparoscopic pancreaticoduodenectomy，LPD），标志着外科医生对这领域的首次探索，但早期效果不理想，手术时间过长，手术中转开腹率高，2007年Palanivelu等报道了42例LPD，不但手术时间较前明显缩短，而且术中、术后结果也体现了其微创优势。目前国内已有多中心成功开展LDP术式，牟一平等报道基于“五孔法”的腹腔镜胰十二指肠切除术安全可行，近期疗效满意。

三、腹腔镜胰腺癌姑息性手术

晚期胰腺癌患者常合并严重的胆道梗阻、消化道梗阻、顽固性疼痛等伴发症，姑

息治疗主要目的在于提高患有威胁生命疾病患者的生活质量，预防或减轻其疼痛和临床症状。胰腺癌晚期患者一般身体情况较差，难以耐受开腹姑息性手术的创伤，而腹腔镜手术具有创伤小、痛苦少、恢复快等优点，因此应用腹腔镜技术可以对晚期胰腺癌患者行姑息性手术。

晚期胰腺癌患者肝外胆管梗阻最为常见，姑息性处理方法中以ERCP术应用相对广泛，并且较开腹引流手术有明显的微创优势，但该方法的术后梗阻复发率较高。有不少学者探讨了腹腔镜内引流手术，以期达到微创和治疗持久的目的。目前处理方式有：胆囊-空肠/十二指肠吻合术、胆总管－空肠/十二指肠吻合术以及胆囊造瘘术等。对合并胃输出道机械性梗阻者应行姑息性旁路吻合手术，对无输出道机械性梗阻者，可应用胃动力药物治疗。目前经内镜放置十二指肠支撑支架也可有效解除十二指肠梗阻。近期实验表明，预防性胃空肠吻合术可有效降低甚至避免肿瘤晚期出现胃输出道梗阻，且不影响患者术后死亡率及并发症的发生率。

四、机器人辅助腹腔镜胰腺手术

机器人根据人体工程学的设计改进，使术者手眼配合更协调、操作更精细、术野更清晰，自Giulianotti等在2003年完成第1例达芬奇机器人腹腔镜胰腺切除手术以来，外科医师对于机器人手术系统行各种术式的胰腺切除有广泛的探索，目前已有一些研究报道机器人辅助胰腺手术与传统开腹及腹腔镜辅助手术相比有相同甚至更低的术后并发症发生率。胰腺手术关键操作如分离胰周组织、胰腺钩突的切除、血管吻合及消化道重建等均可利用机器人手术得以完成。此外，机器人手术的应用为远程手术提供了可能。但是由于机器人手术设备昂贵，单次使用费用较高，目前在国内只有少数医疗中心开展机器人手术，相信随着科技不断发展，机器人手术在将来会得到进一步的推广和应用。

五、微创外科胰腺癌的其他治疗

（一）胰腺癌的腹腔镜下射频消融术

射频热消融术通过射频能量使病灶局部组织产生高温，干燥最终凝固和灭活软组织和肿瘤。其原理是通过射频电极发出高频率的射频波，激发组织细胞进行等离子振荡，离子相互撞击产生热量，治疗区域温度达50 ℃，中央温度达80～100 ℃，从而快速有效地杀死局部肿瘤细胞。腹腔镜下射频消融手术用于较大的胰腺肿瘤，以免射频消融的范围超过肿瘤界线造成邻近组织的损伤。操作的关键是充分暴露胰腺肿瘤。胰体尾肿瘤暴露要容易一些，而胰头部肿瘤因有较多的血管暴露比较困难。胰头部肿瘤穿刺时要格外小心，避免损伤肠系膜血管，治疗时要在肿瘤内穿刺治疗，不能超过肿瘤的边界，超过边界很容易造成胰瘘或大血管损伤。

（二）腹腔镜下胰腺癌放射粒子植入术

国内已有多家医院开展局部晚期胰腺癌放射性^{125}I粒子术中植入，近距离永久植入治疗肿瘤的优势在于：穿射距离较短、射线能量的衰减与距离的平方成正比、通过调整粒子源间距可使靶区外正常组织得到有效保护、能够对进入不同分裂周期的肿瘤细胞进行不间断的照射。术前根据CT或MRI成像的瘤灶形态、大小及放射性粒子表面活性、处方剂量等参数应用计算机治疗计划系统计算出放射性粒子在瘤灶区及其周围空间的剂量分布，然后通过影像引导将^{125}I粒子永久埋入瘤体内。相比常规体外放射治疗粒子治疗具有治疗定位精确、靶区剂量高、可避免胰腺组织损伤等优点，但目前尚没有明确证据显示其能够延长患者生存期。

第三节　脉冲电场在胰腺癌中的研究应用

不可切除胰腺癌局部治疗主要有动脉灌注化疗、区域放疗和射频消融、微波消融及冷冻消融等常规的消融方法，上述消融方法都属于利用温度变化使目标区域的细胞发生坏死的物理消融法，但肿瘤周围血液流动（热沉效应）使靶区周围的温度改变不足以杀死肿瘤细胞影响消融范围，从而导致肿瘤局部消融不全、复发率增高；与此同时，常规的消融方法对治疗区域的组织破坏缺乏选择性，会对胰腺周围的重要结构如胆管、胰管、血管等造成不可逆损伤，术后胰漏、胆漏等并发症，因此并发症发生率也较高。

随着人们不断地对新的肿瘤局部治疗方法的探索，近年来，脉冲电场（pulsed electric fields, PEF）消融肿瘤技术显示出广泛的临床应用前景。不同于传统技术，脉冲电场疗法采用脉宽为亚纳秒至毫微秒级、场强从几十V/cm到几十kV/cm的电场作用于细胞膜的磷脂双分子层，产生不稳定电势，在细胞膜上造成纳米级孔隙，根据施加于细胞膜上的脉冲幅度与时间，细胞膜上的纳米级孔隙可分为暂时性或永久性，即可逆性电穿孔与不可逆性电穿孔。在RE状况下，细胞可完全修复和生存，而IRE则导致细胞死亡，RE目前已成为生物医学技术的一个重要工具，用于向细胞内介导药物、基因或进行细胞融合。IRE所具有的非热细胞消融的特殊模式、不影响胶原等支撑结构、允许消融组织区域健康组织再生、无瘢痕形成等重要特性，已在肿瘤临床治疗中受到广泛重视，尤其适用于大血管周围肿瘤的消融治疗。该技术于2011年10月获美国食品药品监督管理局（FDA）批准应用于临床，并且还通过了欧洲共同体质量（CE）认证，已成为肿瘤局部治疗的热点之一。

脉冲电场疗法基本可分为三种方法：电穿孔疗法、微秒脉冲不可逆电穿孔和纳秒/亚纳秒脉冲治疗肿瘤技术。电穿孔疗法是利用脉冲电场的电穿孔效应来杀伤肿瘤细胞的一种治疗方法。EP是指将脉宽为毫微秒级、场强为几十到几百V/cm的电场作用于生物细胞时，细胞膜上的脂质双分子发生逆转形成亲水性微孔的现象；电穿孔效应可以大大增强细胞膜的通透性，使得平时不能通过细胞膜进入胞内的化疗药物以及DNA等大分子物质顺利通过，目前电脉冲化疗对皮肤或皮下等浅表部位肿瘤的治疗效果已得到肯定，而对深部肿瘤的治疗尚无明显效果。电脉冲化疗将电脉冲与肿瘤部位局部给药相结合，具有高效、操作简便、对正常组织损伤小、全身副作用轻等特点，但却无法消除化疗药物对人体的毒副作用。微秒脉冲不可逆电穿孔治疗技术最初主要应用于食品工业中的微生物灭菌，但最近几年其对肿瘤组织的杀伤效应逐渐得到证实，国外有超过20个机构正在开展微秒脉冲不可逆电穿孔治疗技术的临床试验工作。

纳秒脉冲是指宽度只有几个到几百个纳秒的电脉冲，是在IRE的基础上发展起来的一种新型的肿瘤治疗方法，主要特点是高功率、低热量，因而在治疗肿瘤过程中几乎没有热的产生；同时由于纳秒脉冲的持续时间比细胞膜的充电时间还短，因而对细胞膜几乎不产生影响，不会引起细胞膜的电穿孔效应。不同于长脉冲产生的细胞膜电穿孔现象，纳秒脉冲产生极高的功率（几十亿W）、极短的持续时间（ns）和很高的场强（kV/cm），因而可在细胞膜完全充电之前穿入细胞而作用于亚细胞结构。与IRE致细胞坏死不同，纳秒脉冲通过靶向诱导肿瘤凋亡的方式杀伤肿瘤细胞，传统治疗癌症方法的机制在于诱导肿瘤细胞坏死，只能延缓肿瘤的进展，难以达到治愈的目的，同时会带来严重的副作用；而凋亡靶向诱导能使肿瘤组织缩小甚至消失，减少了对正常细胞的损害和治疗过程中的不良反应，它对于癌症的综合治疗有着特别重要的意义，已成为肿瘤物理治疗中异军突起的新生力量。

纳秒脉冲电场具有以下特点：不引起明显的热效应、独特的穿膜效应。纳秒脉冲电场独有的穿膜效应使电场可以穿过细胞膜直接作用于胞内亚细胞结构，引起细胞内钙离子浓度上升、活性氧增加、细胞色素C氧化酶释放、胞膜磷脂酰丝氨酸外翻等。研究表明纳秒脉冲电场在动物实验模型中对黑色素瘤、胰腺癌、卵巢癌、肝细胞癌能有效消融。国内外研究者已对纳秒脉冲电场做了大量研究，证实了其治疗肿瘤的有效性，并相继开展了临床实验，应用于皮肤癌、肝癌等的治疗。2017年NCCN胰腺癌临床实践指南（V2版）中，首次提及了除手术治疗、放化疗之外的一项新技术——不可逆性电穿孔。认为其采用电脉冲诱导细胞凋亡来杀死肿瘤细胞的原理，对局部晚期胰腺癌可能具有一定的安全性和有效性，并能改善生存率。

目前，纳秒脉冲不可逆性电穿孔技术主要在欧美国家开展，国外一些学者率先开展了一系列多病例的临床回顾研究和临床试验。如2012年Narayanan报道了纳秒脉冲不可逆性电穿孔消融治疗14例不可切除性的晚期胰腺癌，消融相关死亡率，术后无病生存期分别达11个月和14个月；2015年Belfiore等报道对20例局部晚期胰腺癌行CT引导下经皮纳秒脉冲不可逆性电穿孔消融治疗联合化疗，18例患者经纳秒脉冲不可逆性电穿孔术后6个月病灶缩小率达42.89%。同年Paiella等报道对10例不可手术切除的胰腺癌患者行纳秒脉冲不可逆性电穿孔消融，平均生存期7.5个月（2.9～15.9个月）。Salvatore Paiella等使用纳秒脉冲不可逆性电穿孔治疗10例晚期胰腺癌患者，经过7.5个月观察，有3名患者出现肿瘤的早期进展，患者的平均生存期为7.5个月，本治疗方法安全可靠。J.Moir等系统性分析了4篇共计74例采用不同方法纳秒脉冲不可逆性电穿孔治疗晚期胰腺癌患者的结果（包括开腹、腹腔镜、超声引导、CT引导），所有患者均未出现严重并发症，患者的生存期得以延长，证实使用纳秒脉冲不可逆性电穿孔治疗并发症最少，患者预后最佳。D. Kwon等报道，在胰腺癌手术过程中使用纳秒脉冲不可逆性电穿孔处理肿瘤切缘，结果表明在局部进展期的胰腺癌手术治疗中肿瘤切缘经纳秒脉冲处理可降低肿瘤复发率，同时对手术并发症发生率无明显影响。

使用传统的消融方法（射频、微波等热消融技术）治疗胰腺肿瘤往往存在局部热损伤、胰腺炎、胰腺周围脉管损伤（胆道破裂导致胆瘘、血管破裂导致大出血）等严重并发症，Bower M. 等经动物实验证实经纳秒脉冲不可逆性电穿孔治疗后胰腺组织未见明显坏死，未出现胰腺炎，邻近胰腺的脉管结构完整，证明该方法使用安全。S. Fritz等的研究得出了同样的结论。但是由于此项技术较新，患者例数和多中心临床试验较少，患者是否长期获益也有待进一步观察与研究，且考虑到现在该项技术的并发症和技术难度的限制，2017年NCCN胰腺癌临床实践指南（V2版）并未全面推荐。

目前在亚洲国家本技术仍然在起步阶段，中国台湾是亚洲最早开展纳秒脉冲不可逆性电穿孔治疗恶性肿瘤的地区，其次在中国香港、新加坡、日本、泰国、印度也已开展。中国大陆地区后来居上，在北京301医院、北京佑安医院、中山大学附属第一医院、中山大学附属第二医院、中山大学附属肿瘤医院、广州复大肿瘤医院、上海瑞金医院等多家医院都已开展了纳秒脉冲不可逆性电穿孔技术，目前治疗例数及论文发表数量已在整个亚洲国家中领先。

综上所述，胰腺癌的治疗已进入多学科综合诊治和微创治疗的时代，充分的术前评估，准确的分期，明确淋巴结清扫区域可以确实地提高胰腺癌患者的生存期。随着医学科学的不断进步，相信随着影像导航、机器人、新的镜下消化道重建器械的应用和改进以及脉冲电场，尤其是纳秒脉冲不可逆性电穿孔等新技术的运用，必定会进一步拓展微创技术在胰腺外科中的应用，有望改善晚期胰腺癌患者的症状及延长患者的生命。

（董晓刚）

第十六章　电磁相关微侵袭神经外科技术

近几十年来，神经外科得到了迅猛的发展。在经历经典神经外科、显微神经外科后，现已进入微侵袭神经外科时代。随着神经影像和神经电生理的快速发展，电磁相关微侵袭神经外科技术例如功能磁共振、弥散张量成像纤维示踪、术中神经导航、术中磁共振及术中电生理等技术较前有了飞跃式的进步，越来越多的微侵袭神经外科技术运用到颅脑肿瘤的诊治过程之中，使神经外科医师更精确和更安全地完成颅脑肿瘤手术，患者在经受最小创伤的同时获得最佳的治疗效果。本章主要介绍电磁相关微侵袭神经外科技术在颅脑肿瘤治疗中的应用。

一、磁共振质子波谱成像

磁共振质子波谱成像（magnetic resonance spectroscopy，MRS）应用于生物化学实验已超过50年的历史，作为一种检查生物组织的技术，能够显示病变区的生化改变。在神经外科领域，其被广泛用于鉴别相类似的病变，例如脑肿瘤与脑梗死、脑肿瘤与脑脓肿等。

为了获得脑内重要代谢物质波谱，关键要抑制水产生的信号。成功的波谱成像依赖于良好的水抑制和均一的外部磁场。目前通过磁共振能检测的代谢物包括N-乙酰天门冬氨酸（N-acetyl aspartate，NAA）、肌酸（creatine，Cr）、乙酰胆碱（acetylcholine，Cho）、乳酸（lactic acid，Lac）、肌醇（myoinositol）。NAA是神经元数量和功能的标记，在成年人NAA仅见于神经元。因此在神经元坏死和被肿瘤组织所替代的情况下，NAA波峰均会减弱。肌酸和磷酸肌酸处于稳定的平衡中，它是细胞有氧代谢的标志物。Cr的浓度受到严格的调控，且不易受病变的影响，因此，它被用来作为标准波。胆碱的代谢产物有些是细胞膜降解成分，有些是细胞膜合成所需成分。所有脑肿瘤均表现出胆碱波峰增高，具有非特异性的波谱变化：较高的胆碱/肌酐比值。一旦糖代谢变成无氧代谢就会产生乳酸，乳酸在140 ms TE时，波峰为双峰；在40 ms TE时，波峰全部在基线以上，依此可作为识别乳酸波峰的标志。细胞膜脂质见于坏死，它不具有乳酸波峰双峰特征，并随着TE时间的延长显著下降。而波峰位于3.6 ppm的肌醇可能是磷脂降解的成分，并可能是胶质细胞的标记物。

在正常波谱中，2 ppm的NAA波峰是最主要的波峰，3.2 ppm的胆碱波峰、3.0 ppm的肌酐波峰是NAA波峰的一半。正常波谱没有乳酸波峰，而3.6 ppm的肌醇波峰和谷氨酸波峰是可见的。对于脑肿瘤，乳酸波峰和游离脂质波峰见于恶性程度更高的肿瘤以及伴有坏死的肿瘤，在这些肿瘤的坏死腔里含有大量的乳酸。转移瘤、淋巴瘤、胶质瘤的波谱图像比较相似。在胶质瘤周围获得的波谱，也可以表现出胆碱波峰增高，而转移瘤周围则无这一表现。肌醇见于所有中枢神经系统起源的肿瘤，而转移瘤则没有。间变性的星形细胞瘤和胶质母细胞瘤比低级别的星形细胞瘤的肌醇波峰更低。

二、功能性磁共振成像

目前，功能性磁共振成像（functional MRI，fMRI）广泛应用于认知科学领域中神经系统内脑功能基础的研究。功能性磁共振成像最常用的技术是血氧水平相关对照成像（blood oxygen level dependent，BOLD）。fMRI可以提供时间和空间分辨力的分析，特别是在高场强状态下。fMRI与皮层刺激试验不同的是具有非侵袭性和可重复性。在躯体运动和感觉功能区定位中，已证实fMRI检查与皮层电刺激检查对第一感觉和运动中枢的定位相一致。fMRI也广泛应用于原始与次级视觉中枢的定位研究。在大脑语言中枢的鉴定和定位中，虽然迄今为止没有一种语言检测分析方法是完全有效、可靠和实用的，但是fMRI语言中枢定位可以作为术中皮层定位技术的附加和补充，为安全切除肿瘤提供很好的信息。

三、弥散张量成像

损伤躯体运动、躯体感觉、视觉和语言中枢的白质传导纤维也会产生和损伤中枢皮层一样的神经功能障碍。白质传导纤维的轨道和位置可以应用异向性的弥漫张量成像（diffusion tensor imaging， DTI）方法检测到。这种影像方法的基础是测量脑白质纤维内水的质子分布，描记水质子的散布状况可以获得纤维的定位和病理状态下的变化。理论上会出现3种病灶与神经纤维间的相互关系：纤维束移位、渗入纤维束和纤维束破坏。在实际检测中，3种类型都可以单独或者联合出现。有研究证实可以对皮质脊髓束示踪并显示其与脑肿瘤的关系，通过联合DTI和fMRI两项检查有可能描述特殊功能区域以及这一区域与其他区域的关联情况。

四、正电子发射断层扫描

PET通过应用水或半衰期较长的放射性同位素如^{18}F-脱氧葡萄糖（FDG），来对静止和运动时的代谢活性进行定量，其生理学基础和检查方法类似于功能磁共振。但相比fMRI，正电子发射断层扫描（ positron emission computerized tomography，PET）的信噪比差，空间和时间的分辨力弱，不能作为描记复杂脑功能的方法，而且放射性示踪剂的体内注射使其成为一种有创检查。PET扫描的患者数量和扫描持续时间受到限制，不适于儿童和其他一些特殊人群。PET目前还是成功应用于许多脑功能研究领域，如躯体感觉和运动功能、视功能、语言功能、记忆与学习功能等。PET也可以应用于术前感觉功能区、言语区和视皮层区的定位，但由于其自身的局限性，这方面的功能已逐步被fMRI所取代。

五、脑磁图

脑磁图（magnetoencephalogram，MEG）是通过测量神经元点活动所产生的磁场变化来测量脑活动的一种非侵袭检查方式。MEG和fMRI不同，后者通过描绘神经元活动引起的脑血管反应来间接评价脑功能。而MEG是基于电生理活动，通过排列于头颅表面的生物磁场计来采集数据。不像EEG，MEG信号不会被头皮和颅骨减弱，因而具有极好的空间分辨率。MEG在神经外科应用主要是在癫痫患者的术前评估以及术中功能区定位以利于脑保护，对脑肿瘤的手术提供更好的保障。许多研究报道认为术前MEG功能方面的数据与皮层感觉、运动诱发电位和皮层脑电记录存在良好的对应关系。

六、神经导航系统

神经导航系统最开始应用的领域是立体定向。通过框架注册将两套协调的系统建立联系，即对患者的解剖结果（真实的三维空间）和神经影像（虚拟的三维空间）之间进行相互解密。从20世纪80年代末开始出现了无框架的立体定向技术，可以轻松地运用于各种颅内手术。目前已证实使用这种无框系统的导航基本可以和有框架的注册系统相媲美，而最终的目标是高度的精确性和完全的无创性。

导航手术的目标是用对周围正常脑组织以最小的创伤来实现病灶最大的切除,更为重要的是尽量不造成术后神经系统的并发症。目前在临床上开始应用的最为先进的是电磁导航技术，其相对于以往光学导航系统体积庞大、设备笨重、视觉阻挡等不利因素，其优势集中在：①体积精巧，移动灵活方便，具有一定的便携性；②设备相容性高，导航工作所需空间较小，术中无须移动显微镜、B超等设备，其直流磁场范围仅覆盖术野周围，不影响术中应用的其他设备的正常使用，术中无相互干扰存在；③电磁导航由于设计理念进步，无须使用参考环，降低其所致系统性影像漂移的发生率；④导航精确平均影像匹配误差仅1～2 mm，精确性较前大大提高。

但是神经导航系统应用中最主要的问题还是开颅后脑组织漂移,影响导航的精确性。采取如下措施可以尽可能地减少漂移：①尽量减少术中脑脊液的大量流失；②尽量不切除正常脑组织或尽量缩小脑组织切除体积，减少颅内结构性漂移；③观察术区脑皮质塌陷深度，为术中影像漂移提供校正指导；④利用颅内固定标志做参考；⑤应用术中超声、术中开放式磁共振成像，提供实时影像补偿，解决影像漂移。

七、神经内镜技术

1910年，Lespinasse完成了第一例内镜下神经外科手术，通过骨孔用内镜对两名脑积水患儿进行了脉络丛的灼烧，之后神经内镜技术以其视野广阔、成像清晰、手术创伤小、病变处理彻底等优点，广泛应用于脊柱疾病（椎间盘切除和脊髓蛛网膜下隙探查）、外周神经手术（腕管综合征）、颅缝早闭（内镜辅助下带状露骨切开）以及其他许多颅内疾病（如脑积水、囊肿、脑室内肿瘤、脑出血、动脉瘤夹闭）的治疗。

神经内镜的发展已经形成多种标准术式。如经鼻腔-蝶窦入路可用于治疗垂体腺瘤、Rathke囊肿、颅咽管瘤等鞍区病变；经鼻腔-蝶窦-鞍结节／平台入路主要用于侵犯到鞍上的垂体腺瘤、鞍结节脑膜瘤和某些颅咽管瘤等鞍上病变的处理；经鼻腔-蝶窦-筛板入路主要用于嗅沟脑膜瘤、侵犯前颅底脊索瘤等前颅底病变的切除；经鼻腔-蝶窦-斜坡入路主要用于斜坡脊索瘤、岩斜脑膜瘤等斜坡病变的切除；经鼻腔-枕骨大孔/颅颈交界入路主要用于枕骨大孔区病变，如脑膜瘤等的切除；经鼻腔-海绵窦入路适用于起源于或侵入海绵窦的垂体腺瘤、脊索瘤、神经鞘瘤、脑膜瘤等；经鼻腔-上颌窦-翼突-颞下窝入路适用于处理累及翼腭窝和颞下窝的病变，如神经鞘瘤和青少年鼻咽血管纤维瘤等；经口腔入路适用于切除起源于下斜坡、颅颈交界区腹侧的肿瘤，如脊索瘤、骨软骨瘤等。

神经内镜也可以经颅锁孔手术入路切除颅内病变，如内镜经额下入路适用于前交通动脉瘤、颅咽管瘤等疾病的治疗；内镜乙状窦后入路适用于治疗CPA、岩斜、枕骨大孔区病变，包括累及颅底该区域Ⅴ～Ⅻ脑神经的神经鞘瘤、脑膜瘤及神经血管疾病等。内镜也可以联合显微镜行表皮样囊肿手术、动脉瘤手术和微血管减压手术，显微手术中观察等。因为内镜经鼻颅底外科手术后可伴有大的硬膜缺损，因此内镜下颅底重建恢复颅底完整性对于手术效果尤为关键。

八、术中磁共振

术中成像是现代神经外科微创手术中一个重要的工具，能提高术中质量控制，在致死率最低的前提下实现肿瘤的最大化切除。

1996年，美国哈佛大学Black课题组最早报道了术中磁共振（intraoperative magnetic resonance imaging，iMRI）的应用。iMRI具有下列优点：①为神经导航提供实时影像，纠正脑组织变形和脑移位误差，提升导航定位精度；②提高肿瘤切除率及防止重要神经血管结构损伤。因此目前主要应用在脑胶质瘤、垂体瘤、功能神经外科以及脑内定向穿刺活检手术；另外在脑膜瘤、转移瘤、血管畸形和小儿病例中，iMRI导航也得到了应用。iMRI设备磁体设计基本上可分为开放式和封闭式，磁体种类可分为永磁和超导，iMRI的磁场强度又可分为低场强（<1.0 T）及高场强（≥ 1.0 T）系统。

术中高场强iMRI不仅扫描时间短，成像质量好，而且序列多。可以进行血管成像、弥散成像、灌注成像、功能和波谱成像等扫描，不仅可以提供功能神经导航，而且也能提供多模式的神经导航，让定位更加精确。术中成像的最大特点是能直接提供术中所需的高质量影像。经术中磁共振行术中神经导航及DTI成像，不仅能反映实时的解剖及动态的变化，而且能提供功能整合的信息，避免组织漂移产生误导，对纠正导航的误差有很大益处。

九、术中超声

相比导航系统和iMRI，术中超声具有应用简单、不占空间、经济方便和性价比高的特点。神经外科医生利用其快速实时的成像特征对病变进行准确定位，显示肿瘤结构及边界，有助于发现肿瘤残余，提高肿瘤全切率。但是对于位置较深、体积较小的颅内病变，特别是一些侵袭性生长的恶性肿瘤，常规超声获得的图像分辨率较低，对于手术的指导作用局限。

超声造影（contrast enhanced ultrasound，CEUS）是通过将造影剂注入体内，增强血流和组织的回声对比，利用病变组织与正常组织间血流灌注的差异来增加影像对比度的一种超声显像技术。目前主要超声造影技术包括造影剂谐波成像、脉冲反向造影剂谐波成像、能量多普勒成像、能量脉冲反向造影剂谐波成像及微泡闪爆成像等。在脑肿瘤的手术中，超声造影不仅可以提示肿瘤的血流灌注情况，在一定程度上反映肿瘤的良恶性，而且可以定位肿瘤并清楚显示肿瘤边界，协助判定肿瘤残余，引导手术中最大程度切除肿瘤。

十、术中电生理

术中电生理包括皮质和皮质下直接电刺激（ECS）、经颅电刺激（TMS）运动诱发电位、体感诱发电位等。监测内容主要包括人工干预产生诱发电位（evoked potentials，EP）、实时记录肌电图（electromyography，EMG）和脑电图（electroencephalography，EEG）三大类。术中电生理诱发电位监测包括由外周至中枢的感觉诱发电位（sensory evoked potentials，SEP）、由中枢至外周的运动诱发电位（motor evoked potentials，MEP）以及感觉神经动作电位（sensory nerve action potentials，SNAP）。其中感觉诱发电位有：监测一般躯体感觉的躯体感觉诱发电位（somatosensory evoked potentials，SSEP）、监测听觉神经通路的脑干听觉诱发电位（brainstem auditory evoked potentials，BAEP）和监测视觉神经通路的视觉诱发电位（visual evoked potentials，VEP）。EEG术中监测应用最为广泛和成熟，已经积累了较多经验。EEG能用于颈动脉或其他动脉的手术中脑功能的监测，也可为SSEP、BAEP和VEP的分析提供基线数据。另外，也可以直接在软脑膜表面进行脑电描记，称为皮层脑电描记（electrocorticography，ECOG），可用于确定癫痫手术的切除范围。

术中电生理的作用主要包括：①术中监护，减少神经功能损伤；②提高病灶全切率；③预测预后，加强术后管理；④作为观察指标对病例进行分析，进一步指导手术方案的设计。理想的术中电生理监测应满足以下要求：①可行性。监测不过多影响手术操作或延长手术时间。②敏感性。及时反馈神经功能的可能变化，术中监测结果与术后神经功能有较好的相关性。③可靠性。受麻醉药物影响较小，且能确实反映神经功能，为手术医生调整手术方式提供有价值的依据。

直接电刺激（ECS）在术中可实时确定运动区等脑功能区，并对运动区进行术中边界定位、锥体束定位及传导通路的功能状况等检测，实时性较好，已成为功能研究的金标准。但是其最大的缺点是需要开颅，所以无法对术前计划提供帮助。同时ECS定位需要清醒并且合作，大多数儿童以及部分成年人无法耐受这种操作。

经颅电刺激（TMS）记录到的肌源性诱发电位在预测脑缺血方面有高度敏感性，是目前脑运动区手术经颅刺激的主要记录方式。同时体感诱发电位的位相倒置技术已被证明是定位中央沟的可靠、简便、有效的手段。TMS应用电磁能通过完整的头皮颅骨刺激皮层神经元，与无框架立体定向技术联合应用，不用开颅就可以和ECS一样定位脑功能区。现在已经被用于术前定位，虽然TMS与fMRI具有完全不同的生理基础，但都有很好的一致性结果。TMS对于手术前皮层语言功能的评估也是一种有用的手段，但是需要昂贵的设备和更专业的人员。

十一、术中唤醒麻醉

唤醒麻醉已经被应用到脑功能区占位（语言、运动、感觉、视觉）、脑功能区顽固性癫痫、脑深部核团和传导定位、难治性中枢性疼痛的外科治疗。但是唤醒麻醉对患者与医生的配合要求较高。老年人、儿童、心理素质差者不能行唤醒麻醉，术前有脑疝、意识障碍、认知障碍、失语、严重呼吸系统疾病以及后颅窝手术需俯卧位者为手术禁忌证，术前有癫痫及对手术极度恐惧，不能长时间耐受固定体位如合并脊柱炎、关节炎者需慎重考虑。

术中唤醒技术的顺利进行需要神经外科医生与麻醉师的积极配合。麻醉师术中对患者麻醉程度的把握、对拔管时间的判断，以及患者术中生命体征的监测与控制等都起了关键作用。而手术切口是术中唤醒后最主要的疼痛来源，手术采用罗哌卡因（ropivacaine）等进行神经阻滞、切口浸润等，不仅有术中止痛效果好、毒性低等优点，而且其作用时间长，还能够产生术后短期内镇痛等效果。

术中唤醒配合中央沟定位技术的意义在于提高手术的安全性，减轻手术对患者的损伤。术中神经电生理监测能够提供比较可靠的定位信息，避免术者主观判断误伤到功能区。

十二、脑肿瘤的栓塞治疗

血管内治疗颅内良恶性肿瘤的目的在于超选择性动脉化疗或是将供血动脉栓塞减少肿瘤血供。

现代研究表明抗肿瘤药物对肿瘤细胞的作用由多种因素确定，包括药物本身特性、血脑屏障开放情况、药物血管内浓度、血流情况等。在特定条件下，肿瘤对动脉化疗药的摄取是静脉给药的50倍。原来动脉化疗药选择羟基脲（hydroxycarbamide tablets），由于副作用明显而停用。有研究证实联合应用卡铂和RMP－7是安全和可行的方案。

供血动脉栓塞，最常用的栓塞剂包括NBCA、PVA和微球颗粒，吸收性明胶海绵和胶原也常用。无水乙醇可以马上造成肿瘤坏死和液化，因此是较好的液体栓塞剂，但是有可能造成试剂外漏。最常见的血管栓塞肿瘤是脑膜瘤。这种良性肿瘤血供丰富，手术时出血较多。尽管手术全切是最有效的治疗方法，但术前栓塞可以减少手术出血，缩短手术时间。对于某些血管肿瘤可以选择经皮穿刺向肿瘤内直接注射栓塞剂，这也是一种有效的栓塞方法。

十三、脑肿瘤的热疗技术

热疗治疗（包括激光间质内热疗法、射频疗法和超声波聚焦疗法）在不久的将来可能成为一种可替代开颅手术的微创疗法。目前有力的物理和生物学证据均表明局部高温热疗是有效的。任何组织温度超过57～60 ℃，蛋白质将变性，然后发生凝固性坏死。因此超过临界温度的热烧灼类似于外科手术，41～42 ℃较合适，而不是过热。

激光间质内热疗法（interstitial laser thermotherapy， ILTT）是探头传递热能的微侵袭靶向热疗方法。激光治疗范围也依赖于光纤头、激光波长和治疗靶组织的光学特性。

激光诱导的组织损伤有其典型的表现：有一中心坏死区，边界清楚，瘤周可逆的水肿区可能存在肿瘤细胞，这些细胞是治疗后肿瘤复发的起源点。总体来说，早期的研究结果表明ILTT是一种安全的治疗方法，能给低级别胶质瘤患者带来获益。对于恶性胶质瘤，热疗基本是不成功的，因为这些肿瘤远远超过了增强MRI所显示的范围。

射频毁损是一种微侵袭性的治疗技术，使用其电极产生的热能选择性地损伤神经纤维或肿瘤组织，以期达到缓解疼痛或杀灭肿瘤的目的，并尽量减少并发症的发生。其成功的要素包括治疗中的热量控制和定位。射频治疗依靠可控的组织热凝固激素来进行范围可控的灼伤，而不会造成组织的汽化或炭化，控制损伤的参数包括：组织阻抗、电极类型（如单极或多极）、温度以及凝固的时间间隔。国内已有研究者将射频毁损技术应用于颅内巨大富血供肿瘤开颅切除中。通过射频热凝肿瘤，使血管闭塞，肿瘤部分蛋白变性，再自肿瘤中心分块刮除或切除肿瘤，取得合适手术空间，为进一步分离肿瘤四周并分块切除创造有利条件。手术出血少，对周围脑组织损伤小，可取得良好的效果。

聚焦超声术（focused ultrasound surgery，FUS）应该是最有前景的，因为它的应用不需要任何侵袭性措施。FUS和MRI引导控制联合，有望达到完全去除肿瘤，而不带来任何相关的结构损伤或功能障碍。可以闭塞血管的能力使FUS成为治疗血管畸形的一个重要工具，FUS能闭塞动脉，也能闭塞静脉。用常规热凝剂量的1/3 ~ 1/2，超声可以选择性地开放血脑屏障而不损伤周围脑实质。为了达到这种效果，必须在血管内注入微泡，这在超声造影中是常规操作。气泡的破裂释放少量能量，一过性地造成紧密连接功能丧失，这样大分子物质能透过血脑屏障上人工做成的“窗口”进入脑组织。这些大分子可以是化疗药物或其他神经药物。这种基于FUS的靶向选择性给药可能会带来治疗运动和心理疾病的新疗法。

十四、立体定向放射外科技术

立体定向放射外科（stereotactic radio surgery，SRS）是一种微创性的治疗方法，一次性大剂量射线作用于颅内特定靶区，而几乎不损害周围的组织。这种选择性的毁损，主要靠高剂量射线的极度聚焦，其生物学效应是造成靶区内细胞不可逆的损伤和延期的血管闭塞。

60多年前，Lars Leksell教授提出了SRS的概念，并根据这种设想研制成伽马刀（Gamma knife）。伽马刀是由非常精确聚焦的放射线束照射到颅内的治疗区域，聚焦区内所接受的能量足以摧毁病灶，而不损伤周围的健康组织。由于其治疗照射范围与正常组织分界非常明显，边缘如刀割一样，而被形象地称为“伽马刀”。伽马刀治疗的过程简单，不需要全麻，不出血且无感染风险，患者痛苦小。

目前在国际上普遍使用的伽马刀治疗系统为Leksell Perfexion™伽马刀，与以往的伽马刀相比，该设备更精度可靠，治疗范围更广，颅内病灶没有死角，能够一次性自动治疗多处脑部病变，治疗速度和效率极大提高，大大缩短治疗时间。其治疗适应证包括：颅内中、小型的良性肿瘤如听神经鞘瘤、脑膜瘤、垂体腺瘤等；颅内恶性肿瘤如多发性转移瘤、淋巴瘤及某些胶质瘤；颅底、眼眶内及鼻咽部肿瘤；术后残存或复发的肿瘤；颅内血管畸形；功能性疾病如三叉神经痛等。治疗过程包括安装头架、定位扫描、治疗计划和治疗实施四个步骤。

而Extend系统是专为Leksell Perfexion™伽马刀设计的一个完全集成、可重复定位的立体定向头架。不需要使用传统的头钉来固定头架，它通过牙模负压吸引及头部真空枕固定患者头部，实时监测负压来保证治疗的精度，使得伽马刀多次分割治疗成为可能，并真正实现了治疗全程的无痛和无创。该系统自2010年在美国Harborview医疗中心投入使用以来，已经成为立体定向放射外科治疗设备中一个不可缺少的部分。Extend系统治疗适应证除常规头部伽马刀治疗病例外，还适用于：①肿瘤体积巨大需分次治疗；②邻近重要结构的病灶；③开颅术后颅骨缺损无法进行头钉固定；④对头钉固定有恐惧的患者。

2015年4月，最新一代Leksell Gamma Knife®Icon™治疗系统诞生，它是目前最精密的放射外科设备。与Perfexion™伽马刀相比，独特的一体化立体定向CBCT是Icon™的新亮点，并采用了实时自适应精确放射剂量控制（precision radiosurgery with online adaptive dose control™）技术，增加了面罩为基础的无框架定位方式。Icon™提升了工作流程的灵活性：可以选择框架或无框架固定系统，单次或分次的治疗模式，靶区类型较少受大小、数量和位置的限制，可以采用标准的放射手术或超精确微放射手术治疗的临床模式。

而赛博刀（Cyber knife）是模拟线性加速器，可以固定定位局部，具有很高的精确性。通过运用多源的线性加速器，从本质上可以和伽马刀设备一样给患者带来高剂量聚焦的放射治疗。赛博刀克服了伽马刀的限制，它可以运用在身体的任何骨组织。而赛博刀令人激动的前景是可以对大体积肿瘤和体部移动的肿瘤组织进行分次放射外科治疗，但就治疗的精确度而言，赛博刀还是无法达到伽马刀设备的水准。

质子刀（Proton knife）的原理是利用带正电荷的质子在电场中持续加速，达到一定速度和能量后，射入靶组织中，利用“布拉格尖峰”（Bragg peak）现象，对特定靶点位置释放大量能量，已达到杀灭肿瘤细胞而不损伤周围正常细胞，最终消除肿瘤的目的。相比其他系统的SRS治疗，质子刀对正常细胞的保护更加卓越，副作用也最小。但是庞大的辅助设备安装和昂贵的治疗费用也限制它的进一步推广。

十五、脑肿瘤的基因和病毒治疗

颅脑肿瘤的生物学治疗方法包括：免疫病毒类、能释放各种抗肿瘤因子的工程化细胞、蛋白质、干细胞、基于免疫或疫苗的治疗以及基于基因和病毒的治疗方法等。基于基因治疗的方法即把某一个基因转染到肿瘤细胞中，以逆转或破坏它的恶性表型。病毒治疗是基因治疗的一种形式，用基因修饰的病毒感染肿瘤细胞以摧毁肿瘤细胞，并能够有选择性地分离正常细胞。在脑中用于肿瘤基因治疗的病毒载体包括基于逆转录病毒、腺病毒、Ⅰ型单纯疱疹病毒（HSV－Ⅰ）和腺病毒伴随病毒（AAV）等不同类型。用于脑肿瘤的溶瘤病毒包括：HSV－Ⅰ、腺病毒、呼吸病毒以及脊髓灰质炎病毒。

脑胶质瘤是最常见的原发性脑肿瘤，占所有原发性中枢神经系统肿瘤的32%，占中枢神经系统恶性肿瘤的81%。其中一半以上为恶性度最高的胶质母细胞瘤（glioblastoma muhiforme，GBM）。GBM患者即使采用了最为积极的治疗手段，中位生存期仍然少于15个月。目前治疗指南建议对胶质瘤采用手术和（或）放疗和（或）化疗的综合治疗方式。手术推荐最大程度安全切除肿瘤；放疗推荐分次外照射；化疗推荐替莫唑胺（TMZ）化疗。替莫唑胺是相对耐受良好的口服烷化药剂，易通过血脑屏障，在细胞内转化为强效的烷化剂，使鸟嘌呤烷基化，损伤DNA，导致瘤细胞死亡。

目前神经肿瘤分子病理取得了重大进展，已发现一系列有助于脑胶质瘤临床诊断和预后判断的分子标志物。这些新近发现的分子变异不仅能辅助诊断、指导治疗、评价预后，也有可能成为未来治疗的新靶点。

（1）IDH突变：异柠檬酸脱氢酶（isocitrate dehydrogenase，IDH）是三羧酸循环中的一种关键性限速酶。在各级别胶质瘤中，相对于IDH野生型，IDH突变型的患者预后较好。IDH突变状态可辅助诊断胶质瘤。

（2）MGMT启动子甲基化：O6-甲基鸟嘌呤-DNA甲基转移酶（O6-methylguanine-DNA methyhransferase，MGMT）定位于10q26，编码一种修复O6-甲基鸟嘌呤的酶。MGMT启动子甲基化提示GBM患者预后较好。对于年龄>70岁的老年患者，如果有MGMT启动子甲基化，放疗联合辅助化疗或单纯化疗可以延长生存期，改善生活质量；无MGMT启动子甲基化的老年患者不建议辅助化疗。

（3）染色体1p/19q缺失：染色体1p/19q联合性缺失（codeletion）是指1号染色体短臂和19号染色体长臂同时缺失，最早发现于少突胶质细胞瘤样本中。对于有1p/19q联合缺失的少突或间变性少突胶质细胞瘤患者，推荐化疗或联合放化疗。

（4）EGFR扩增和EGFRvⅢ重排：表皮生长因子受体（epidermal growth factor receptor，EGFR）基因定位于染色体7p12，编码一种跨膜酪氨酸激酶受体（EcFR/Erb/Herl）。有EGFR扩增的大于60岁的GBM患者预后差，诊断方面的意义表现在两方面：对小细胞GBM的诊断；辅助判定活检组织的病理结果。

（5）PTEN基因突变：磷酸酯酶与张力蛋白同源物（phosphatase and tensin homolog，PTEN），定位于染色体10q23.3，是蛋白质酪氨酸磷酸酶（protein tyrosine phosphatases，PTP）基因家族成员。对WhoⅢ级和Ⅳ级的胶质瘤样本检测PTEN的突变。有PTEN突变的间变性星形细胞瘤患者预后较差。

（6）TP53基因突变：TP53为抑癌基因，定位于染色体17p13.1，编码蛋白称为p53蛋白或p53肿瘤蛋白。TP53突变在低级别星形细胞瘤和继发GBM中发生率高。有TP53突变的低级别胶质瘤预后较差。

（7）BRAF融合和点突变：BRAF基因位于7q34，长约190 kb。BRAF基因编码一种丝/苏氨酸特异性激酶（serine/threonine specific kinase）。KIAA1549-BRAF融合基因和BRAF Val600Glu突变与毛细胞型星形细胞瘤密切相关，具有很强的诊断价值，是靶向治疗的标志物。

（8）Ki-67：Ki-67是一种增殖细胞相关的核抗原，其功能与有丝分裂密切相关，在细胞增殖中是不可缺少的。Ki-67作为标记细胞增殖状态的抗原，其染色阳性说明癌细胞增殖活跃。对于低级别弥漫性胶质瘤是一个预测预后的可靠指标。

（9）miR-181d：微小RNA(miRNAs)是在真核生物中发现的一类内源性的具有调控功能的非编码RNA，约20～25个核苷酸。miR-181d对于GBM是一个预测预后的可靠指标。临床检测miR-181d的表达水平能提示GBM患者对TMZ化疗的敏感性。

微创神经外科技术着重强调对患者健康的微小干扰，对正常组织的微小侵袭，赋予神经外科肿瘤专业再一次蓬勃发展的前景。在各种新技术的帮助之下，神经外科医师可以通过MRS在术前了解肿瘤的性质，运用fMRI、MEG、PET等确定功能区的位置，DTI明确神经束的走行，来设计个体化的最佳术式；术中运用神经导航实时监控、术中磁共振、术中B超、术中电生理、术中唤醒麻醉等手段确定肿瘤边界，保护功能区，避免肿瘤残余，提高肿瘤全切率；运用内镜技术开阔视野、减少创伤；运用肿瘤的栓塞、热疗、立体定向放射外科、基因和病毒治疗等手段，为患者设计个体化的综合治疗方案，最终达到创伤最小化和效果最大化的治疗目标。

（叶科，童鹰）

第十七章　电磁相关微创技术在肺癌治疗中的应用

第一节　微创物理治疗技术

肺癌是全球发病率和死亡率最高的恶性肿瘤之一。美国男性肿瘤患者中肺癌发病率在前列腺癌后居第2位，美国女性肿瘤患者中其发病率在乳腺癌后居第2位，而美国男性及女性的肺癌的死亡率均居第1位，占所有肿瘤死亡率的25%～27%。近30年来我国由于吸烟以及环境污染问题，肺癌的发病率和死亡率呈现持续上升的趋势，国家癌症中心发布的2015年全国恶性肿瘤发病和死亡情况数据提示，肺癌的发病率及死亡率均居所有肿瘤首位。

肺癌治疗策略的制定应当考虑肿瘤的组织学、病理分子学、分期，患者的年龄、机体状况、并发症及意愿，采取多学科综合治疗与个体化相结合的模式，合理地应用手术、放疗、化疗、靶向及免疫治疗等手段，控制肿瘤的进展，最大限度地改善患者的生活质量和提高生存时间。

微创物理治疗技术特别是射频消融（RFA）、电消融技术已经在肺癌治疗中开始广泛应用，并且获得美国国家综合癌症网络（NCCN）肿瘤学临床实践指南及ESMO肺癌治疗共识的推荐。2015年NCCN非小细胞肺癌（non-small cell lung cancer, NSCLC）指南手术原则部分明确指出，手术切除是早期肺癌的首选治疗方法，射频消融、冷冻治疗及立体定向消融放疗也是可选的治疗手段。既往研究证实对于肠癌、肾癌及肝癌等肿瘤肺局部转移的病灶，可以进行局部微创治疗；同时对于肺癌寡转移病灶采用局部微创治疗、手术及放疗联合靶向治疗等手段，不仅能降低毒副反应，也能为部分患者带来数月甚至数年的疾病控制获益，但是在局部治疗前需要对患者进行全面特别是中枢神经系统的评估。对于Ⅳ期NSCLC患者，微创技术在姑息治疗中也有一定作用，能显著改善患者的生活质量。

第二节　温度消融技术在肺癌中的应用

RFA应用一定频率（375～500 kHz）的射频电流使肿瘤组织内极性分子发生高速振荡，互相摩擦产生热能，当局部温度达到60～100 ℃时，细胞蛋白变性且发生凝固性坏死。1996年Goldberg等首次使用RFA治疗肺部VX2种植瘤兔模型，组织学提示治疗后95%种植瘤发生凝固性坏死。2000年Depuy首先在3例分别为ⅠB期肺癌、Ⅳ期肺癌及乳腺癌肺部转移患者中使用RFA，揭开该微创技术在人体使用的序幕。一项从2001年开始长达10年的前瞻性研究共纳入57例经RFA治疗的Ⅰ期不可手术NSCLC患者，平均随访时间是47个月，病灶完全缓解率为59.3%，中位局部复发时间为25.9个月，肿瘤相关性1年、3年及5年生存率分别为89%、59%及40%，提示RFA对于不能手术的Ⅰ期特别是ⅠA期NSCLC患者是一种非常有效的微创治疗技术。Ambrogi等在2006年至2012年共使用RFA治疗62例无法手术的Ⅰ期肺癌患者，与同期进行的59例手术患者比较，RFA及手术治疗的局部复发率分别为23%及2%，而两者1年、2年及5年生存率分别为100%及93%、96%及72%、52%及35%。我国支修益教授团队也开展了大量的RFA治疗肺癌的临床研究，其中早期NSCLC患者RFA治疗的效果为中位生存时间1年及2年的生存率分别为82.5%及57.7%，与国外研究结果类似。在一项2000年至2013年单中心的前瞻性研究中，157位结直肠癌肺部转移患者共434处病灶接受RFA治疗，生存时间中位数为33.3个月，1年、3年及5年的生存率分别为89%、44%及19.9%。RFA已经成为肺癌多学科综合治疗领域的重要手段，也是微创物理治疗中循证医学证据最多且唯一被各大指南均推荐的技术，可能成为不能耐受外科手术切除早期肺癌的首选治疗方案。

冷冻治疗是使用极度的低温破坏组织及细胞，多个冻融周期可以干扰细胞代谢、导致细胞脱水、破坏细胞器及细胞壁，最终导致细胞死亡，而且冷冻后造成的局部血管内血流瘀滞及栓塞进一步加剧靶器官的缺血及坏死。一项2009年至2013年共纳入26例肺部肿瘤的冷冻治疗研究提示，患者1年、2年及3年的生存率分别为96%、88%及88%，在以治愈为目的的亚组中，患者1年、2年及3年的局部肿瘤控制率分别为75%、72%及72%。一项纳入20例肺部肿瘤冷冻治疗的研讨提示，完全缓解率达10%，而中位随访期为21个月的时间内，35%的患者出现局部复发，无疾病进展期为9个月。患者的冷冻治疗在肺部肿瘤疼痛缓解大面积病灶治疗中有一定优势，同时治疗后肺部CT影像学有明显的冰球征，术后并发症与RFA类似主要有气胸、胸腔积液、咯血及咳嗽等。

微波消融（microwave ablation，MWA）是应用一定频率（900～2 500 MHz）的电磁波，使极性水分子在振荡电场内重新排列，通过电介质热滞效应产生热量，破坏组织。MWA主要是集中在肝脏肿瘤治疗，肺部肿瘤治疗相关的研究较少。在一项中国学者开展的ⅢB及Ⅳ期肺癌患者的研究中，分为46例MWA加化疗联合组及28例单独化疗组患者，联合组肿瘤的完全消融率为84.8%，联合治疗组与单独化疗组的无进展生存时间及总生存时间分别为10.9个月及4.8个月与23.9个月及17.3个月，多因素分析提示MWA是延长的无进展生存时间的独立预后影响因素，而原发肿瘤的大小是总生存时间的独立影响因素。一项入组15位无法手术的早期肺癌患者的回顾性研究提示，50%患者完全缓解，在1年的随访期中31%的患者出现局部复发。与RFA相比，MWA不需要导电板，升温迅速，较少的热沉降效应，覆盖肿瘤面积更广，而且可以同时使用多根天线提高消融效率。

第三节　脉冲电场消融技术在肺癌中的应用

电消融技术是一种新型的肺癌微创物理治疗手段。细胞膜主要是由磷脂双分子层、蛋白质及糖类构成，作为一种物理屏障阻止亲水性药物、大分子及肽类的进入及移动，而局部电场可以造成细胞膜脂质分子的重新排列，细胞膜亲水性孔道的形成，促进这些分子进入及穿越细胞膜。

电穿孔（EP）技术是基于使用大于细胞正常阈值（200 mVolts ~ 1 Volts）的电压，常用的EP参数包括以1 Hz 100 ms的4至8个方波。EP是个可逆性的过程，实验发现63%的小鼠肌肉组织细胞膜一般在物理治疗9 min后重新关闭。随着技术的进步，不可逆性电穿孔（IRE）技术开始获得广泛的重视，在影像学引导下将电极放置于肿瘤区域，用多重高压电脉冲破坏细胞膜的电位，通过调节脉冲电流及时间造成细胞膜不可逆的通道形成，最终导致细胞死亡，且组织破坏区域集中于靶病灶，没有热沉降效应。2012年首次有2位肺癌患者使用IRE的个例报道，但是这2位患者在治疗6个月后均出现局部复发。2014年Scheffer等回顾及系统分析了纳入共221位患者的6项IRE肿瘤治疗相关性研究，其中有129例肝癌、69例胰腺癌、14例肾癌及6例肺癌患者等，治疗过程中无明显严重副作用，肝癌患者的3个月完全缓解率达67% ~ 100%。2015年Rickety发表了首个将IRE运用于肺部恶性肿瘤治疗的多中心前瞻性Ⅱ临床研究（ALICE）报告，研究共纳入2个中心共23例患者（包括2例原发性肺癌、13例结直肠癌转移、2例肾癌转移等患者），肿瘤的平均直径为16 mm，IRE术后气胸的发生率为47%，3个月后的完全缓解率及部分缓解率分别为30%及14%，由于在中期分析时该研究没有达到预期疗效被停止，该研究提示IRE对于肺部恶性肿瘤性病变不是一种有效的治疗手段，可能与肺内大量空气隔绝电流的传导相关。尽管IRE在肝癌治疗中获得巨大成功，其在肺部恶性肿瘤的治疗价值仍然值得进一步探索。

电化学治疗（electrochemotherapy，ECT）是将具有细胞膜穿透性的电脉冲和弱穿透性的化学抗癌药物联合使用，从而极大地提高药物的细胞毒性，减轻肿瘤负荷。同时EP及ECT均可以造成局部血管阻塞，因此也可以将该项技术运用于出血性病变。ECT合并使用的主要化学药物是顺铂和博来霉素，电穿孔能分别提高二者8倍及700倍的细胞内毒性，因此，顺铂仍然能常规用于肺癌化疗，而博来霉素在没有电穿孔的情况下基本无效。1991年Mir首先将ECT联合博来霉素治疗头颈部鳞癌，获得非常好的疗效。目前为止ECT均局限于皮肤、乳腺等器官，未来期待相关的肺部恶性肿瘤临床试验。

目前为止，手术治疗仍然是治疗肺癌最有效的方法，热消融、电消融及其他微创治疗技术仅局限于无法手术或者不愿意手术的患者，通过较小的局部有创治疗，达到消除肿瘤，提高生存率的要求，也可以用于肺部寡病灶转移及晚期肺癌患者的姑息治疗。微创物理治疗技术仍然存在很多疑问，包括：消融区域范围的精确控制；缺乏大样本多中心的临床研究；缺乏与手术及立体定向消融放疗等手段的前瞻随机比较性研究；与肝癌比较，肺癌的微创物理治疗仍然存在较高的约30%的复发率，需要进一步改进技术；微创物理治疗与放疗、化疗、靶向治疗及免疫治疗的联合应用策略。然而，微创物理治疗技术，随着精确的影像学定位，成熟的消融技术发展，将来可能成为一种与外科手术及放射治疗并列的肺癌治疗技术。

（鲍彰）

第十八章　神经电刺激技术在神经系统疾病中的应用

神经电刺激术是指通过体内埋藏电极，经外接脉冲发生器调节电极刺激频率等参数对神经核团、神经、肌肉或运动皮层进行刺激，或者是经皮、经颅对上述位点直接进行电刺激，从而达到缓解症状、治疗疾病目的的一类技术手段。神经电刺激术具有疗效肯定、后期可调控、副作用少、微创等优点，近年来随着电刺激器及调控器技术的发展，其在神经系统疾病治疗中的应用也日益广泛。神经电刺激技术主要包括脑深部电刺激术、迷走神经电刺激术、骶神经根电刺激术、脊髓电刺激术、经颅直流电刺激术、周围神经肌肉电刺激术等。本章就上述电刺激技术特点及其在神经系统疾病治疗中的应用进展做一介绍。

第一节　脑深部电刺激术

脑深部电刺激术（deep brain stimulation，DBS）又称“脑起搏器”，是通过立体定向技术将刺激电极置入患者脑组织深部的靶核团，通过脉冲发生器发放特定频率的电脉冲，对靶点进行慢性刺激以改善症状。DBS具有非破坏性、可逆性和可调控的优势，已广泛应用于多种神经系统疾病，尤其是在原发帕金森病、特发性震颤等运动障碍疾病中的应用已日趋成熟。目前认为DBS治疗运动障碍的机制可能有以下三个方面：①对病理性活动的间接抑制作用，增加丘脑、小脑、中脑和皮质等区域的血流量；②高频、规则频率的刺激引导了下游结构活动的规则化，抑制从丘脑底核到其他靶点投射的谷氨酸神经纤维的活性；③高频和规则的DBS活动引导了基底节-丘脑-皮层系统中正常信息传递的共振放大，改变了相关联系核团的异常功能状态。

DBS治疗中常采用高频电刺激，即频率为100 Hz或高于100 Hz 。刺激模式包括双极模式、单负模式和双负模式。美敦力（Medtronic）公司开发了交流电脉冲和程序组模式，前者指同一电极上不同刺激模式交互进行，达到控制多种症状并减少副作用的模式；后者是预设多种程序，患者可针对不同活动选择不同程序。刺激参数设置一般为：频率130～180 Hz，脉宽60～120 μs，电压1.5～4 V。

一、DBS在帕金森病治疗中的应用

帕金森病（Parkinson’s disease，PD）是一种因多巴胺减少所引起的以肢体震颤、

僵直和运动缓慢为主要特征的神经系统退行性疾病。药物治疗是PD患者的首选，但对于帕金森病病程达5年以上，特别是药物疗效明显下降或出现严重的运动波动或异动症时，DBS是药物治疗的一种有效补充。DBS最早于1987年被用来治疗PD，靶点选择丘脑腹侧中间核。DBS能显著改善中晚期PD患者的生活质量，减轻药物相关副作用及并发症。近期有一项对照研究表明其用于治疗伴有早期运动并发症的PD患者也有效，但必须严格掌握适应证和禁忌证。

治疗PD时的主要核团有丘脑底核（subthalamic nucleus，STN）、苍白球内侧核（globus pallidus internas，GPI）、丘脑腹中间核（ventrointermediate nucleus，Vim）。既往一项比较双侧丘脑底核和双侧苍白球DBS治疗晚期PD患者的研究发现，两种治疗方式在24个月时对患者运动功能改善的效果相同，且严重不良事件发生率相似；但苍白球刺激后患者抑郁症状改善，而丘脑底核刺激后抑郁症状加重。治疗后患者在不服药时运动功能得到显著改善，服药时异动症也有改善。DBS的副反应包括颅内出血、偏瘫、感染、抑郁、意识混乱、注意力或认知功能障碍及构音障碍等，可能与手术本身及硬件问题有关。因此，DBS治疗PD患者的长期疗效和安全性还有待进一步证实。

二、DBS在肌张力障碍治疗中的应用

肌张力障碍是一种以肌肉不自主收缩为特征的运动障碍，颈部肌张力障碍（斜颈）是最常见的局灶性肌张力障碍，在头颈部扭转时常引起疼痛。目前，斜颈的标准治疗为受累肌肉周期性注射肉毒毒素。Volkmann等为探究DBS对斜颈患者的效果，招募了病程在3年以上的62名未接受过肉毒毒素治疗的斜颈患者，所有患者接受了双侧DBS植入后腹外侧苍白球内侧部，随后被随机分至刺激组和假刺激组（DBS装置未激活）。刺激组患者评分改善了26%，而假刺激组仅为6%，且发现同一患者在刺激3个月时的治疗效果最明显。同时，该小组通过对苍白球刺激治疗严重原发性肌张力障碍的安全性和有效性的5年随访发现，DBS可推荐作为药物治疗效果不佳的严重全身性或局灶性肌张力障碍的一线治疗。

三、DBS在其他神经系统疾病治疗中的应用

DBS还能有效地控制多种类型的震颤症状，如特发性震颤、多发硬化伴震颤、小脑性震颤等，这些类型震颤的刺激靶点主要以丘脑Vim核为主。另外，DBS对内囊前肢腹侧和腹侧纹状体前肢腹侧部、右侧伏隔核和丘脑底核等靶点的刺激，对抽动症状具有一定的控制作用。在植物人的促醒方面，Yamamoto等应用DBS治疗21例持续植物状态患者，靶点选择中央中核束旁复合体、中脑网状结构的楔状核，结果患者苏醒8例（38.1%），苏醒患者均为脑外伤或脑血管意外，这8例患者的平均生存期为6.1年，而其余13例患者平均生存期仅3.1年。提示DBS可能对于上述类型的植物状态患者的促醒具有潜在治疗价值。

第二节 迷走神经电刺激术

早在1990年，美国Cybronics公司研制了迷走神经电刺激器，将其植入患者颈部皮下，通过电脉冲刺激迷走神经可有效地治疗癫痫。1997年美国FDA批准迷走神经电刺激术（vagus nerve stimulation，VNS）可作为12岁以上的部分性癫痫患者的辅助治疗方法。VNS不需要开颅，操作简便、损伤小，特别适合不能开颅、不愿意接受开颅手术的患者或者作为药物治疗、开颅手术后疗效欠佳患者的重要补充疗法。有研究发现，经VNS的电刺激信号通过蓝斑、孤束核及其他相关结构，如背侧丘脑杏仁核、海马体、背侧丘脑、岛叶皮质等，直接和间接作用于皮层神经元的兴奋性，使癫痫发作阈值升高。EEG记录发现VNS可迅速减少发作间期痫样放电，提示VNS可直接作用于皮层神经元的活动。此外，VNS还可通过降低海马区易损区神经元N-甲基-D-天冬氨酸（N-methyl-D-aspartic acid，NMDA）活性，以及增加γ-氨基丁酸（γ-aminobutyric acid，GABA）受体密度、增加脑脊液GABA含量等途径上调脑内GABA能系统活性，进而抑制癫痫的发作。

VNS装置主要由脉冲发生器、螺旋电极、编程遥控头和导线等组成，刺激电极缠绕于左迷走神经干上，脉冲发生器置于皮下于胸大肌浅筋膜间，刺激电极的尾线与刺激器连接固定。术后通过编程遥控头将参数传递给脉冲发生器，刺激器则按照给定的参数刺激迷走神经。VNS目前治疗癫痫的最佳电刺激模式、频率、强度和靶位等仍不十分明确，较常用的参数为：频率30～50 Hz，脉宽130～500 μs，电流1～3 mA，间断刺激30～60 s，间隔时间60 min。

临床研究表明，VNS对于难治性癫痫，包括不适合手术切除的Lennox-Gastaut综合征，能减少痫性发作50%以上，并且有效反应会随着时间延长而增加。相对于不典型失神和局灶性发作，VNS对强直性发作更为有效，而全身强直阵挛发作对VNS的反应性最低。一项纳入74个临床研究共计3 321名难治性癫痫患者的荟萃分析表明，在随访的终点，超过50%的患者其癫痫发作次数减少50%以上，且成人全面性癫痫和儿童癫痫的获益也相当明显。然而，荟萃分析也发现VNS难以达到完全无发作，且约1/4的患者并无明显获益。VNS主要的并发症包括感染、出血、神经损伤等与手术相关，以及咳嗽、疼痛、声音嘶哑和头痛等与迷走神经分支受刺激有关的症状，并发症随时间的延长会逐渐减少。

第三节 骶神经根电刺激术

骶神经根电刺激术（sacral nerve root stimulation，SNRS）是治疗膀胱功能障碍的一种微创、可逆的新型电生理疗法，通过植入式刺激器对骶神经根进行电刺激，以达到改善膀胱功能的目的。SNRS为脊髓损伤后尿便功能障碍的患者提供了一种新的治疗选择，包括骶神经前根电磁技术（sacral anterior roots stimulation，SARS）和骶神经前后根电刺激术（sacral posterior and anterior root stimulation，SPARS）两种方式。

SARS是利用介入技术将一种短脉冲刺激电流连续施加于特定的骶神经（S3或S4），使用外加脉冲电流干扰及阻滞原来的骶神经根传导电流，并通过髓反射弧作用于逼尿肌、括约肌及盆底肌，以调节逼尿肌和尿道括约肌的收缩及舒张，诱导膀胱储尿或排空，常用于尿失禁和尿潴留的治疗。SPARS相对于SARS不需要切断骶神经后根，取而代之的是增加后根刺激电极的置入。SPARS是利用电调节来抑制逼尿肌过度活动的一种方法，作用于膀胱、盆底、脊髓和脑多个层面，具体生理机制尚不清楚。对于神经源性膀胱，多数研究者认为是通过刺激阴部传入神经，从而对膀胱节前神经元和盆底传出神经产生了抑制作用，并可调节大脑皮层的膀胱控制中枢。

在刺激模式和参数选择方面，英国Finetch公司的刺激器有三种模式，排尿时刺激脉冲幅值5～10 V，脉宽400 ms，频率26 Hz，刺激时间3～6 s，间歇时间6～9 s，刺激3～5次可完全排净膀胱；排便时的刺激时间为10 s，间歇时间20 s，刺激 5 min，可使直肠排空；刺激阴茎勃起时，需连续电刺激日脉冲幅值为10～15 V。另外，美国Medtmnie公司的骶神经电刺激系统采用了SPARS技术，通常设置刺激电压为0.1～1.5 V，频率10～15 Hz，脉宽210 ms，刺激时间20 s，间歇时间8 s。

神经或脊髓损伤后出现尿便功能障碍的部分患者对传统处理方式（留置导尿管等）和保守治疗（行为治疗、药物治疗等）并不敏感。Melenhorst等对100例患者进行了骶神经电刺激治疗，发现此方法对治疗尿便失禁有效。Martens等发现SARS能改善脊髓损伤所致的肠道功能障碍，改善便秘症状。上述研究表明SNRS治疗脊髓损伤后膀胱功能与肠道功能障碍有效，其主要的并发症包括局部神经损伤、脑脊液漏、感染、会阴痛或股部痛、电极脱出等与手术本身及电极相关，大多数患者可以通过治疗或再次手术获得缓解或好转。骶神经根电刺激术对于保守治疗无效的排尿功能障碍及慢性盆腔疼痛综合征来说是一种相对较新并且很有发展前景的方法。随着SNRS技术的进步及设备的革新，治疗成功率也在不断提高，并发症也在逐步降低，但其长期的治疗效果还需进一步的观察。

第四节　脊髓电刺激术

脊髓电刺激术（spinal cord stimulation，SCS）是在硬膜外植入刺激电极并将电极导线固定在皮肤或棘上筋膜处，同时在皮下植入永久性刺激电流发生器并连接到硬膜外导线上，电流发生器发出电信号可以通过刺激电极导线到达刺激电极，作用于疼痛区域相对应的脊髓节段产生镇痛作用。SCS主要应用于各类疼痛尤其是神经病理性疼痛的症状控制，其缓解疼痛的确切机制并不清楚，可能的机制包括：①门控信号学说，即通过植入脊髓硬膜外间隙的电极传递的电刺激阻断了疼痛信号通过脊髓向大脑传递。②抑制脊髓灰质背角的神经元过度兴奋。③调节灰质后角P物质、5-羟色胺、去甲肾上腺素、γ-氨基丁酸等递质的释放。④激活脊髓根的传入纤维从而引起外周降钙素基因相关肽（calcitonin gene related peptide，CGRP）释放，CGRP能引起血管舒张从而缓解缺血性疼痛。

SCS常用的刺激参数为：频率5～500 Hz，电压0.3～15 V，脉宽0.1～1.0 ms。FDA批准SCS治疗躯干与四肢的慢性疼痛，例如腰椎手术失败综合征、复杂性区域痛综合征与神经根性疾病。同时，SCS在神经病理性疼痛方面的应用也具有明显的优势，包括糖尿病性神经病变、带状疱疹后遗神经痛、幻肢痛、周围缺血性疼痛及蛛网膜炎症性疼痛等。痛性糖尿病周围神经病变（painful diabetic peripheral neuropaphy，PDPN）是一种常见的糖尿病慢性并发症，但遗憾的是当前药物治疗常常仅部分有效且常伴有副作用。Slangen等发现SCS治疗组中有77%的PDPN患者经刺激后症状缓解，总体治疗成功率为59%，明显高于最佳药物治疗组；且SCS组中分别有55%和36%患者的疼痛和睡眠质量改善。此外，在带状疱疹后神经痛的治疗上，SCS也可以明显缓解疼痛症状，并能有效改善患者因神经系统受到损伤而导致的功能紊乱。

第五节　经颅直流电刺激技术

经颅直流电刺激技术（transcranial direct current stimulation，tDCS）是一种非侵入性的，利用恒定、低强度直流电调节大脑皮层神经元活动的技术。tDCS由阳极和阴极两个表面电极组成，由控制软件设置刺激类型的输出，以微弱极化直流电作用于大脑皮质。因此，该技术也被称为运动皮层电刺激技术（motor cortex stimulation，MCS）。MCS被普遍用来治疗外科手段无效的中枢性疼痛和三叉神经源性疼痛，常用的参数设置为：频率50 Hz、脉宽200～400 ms、电压强度3～6 V，持续刺激2 h后，自动关闭2 h。tDCS或MCS对皮质兴奋性调节的机制是依据刺激的极性不同引起静息膜电位超极化或者去极化的改变。阳极刺激通常使皮层的兴奋性提高，阴极刺激则降低皮层的兴奋性。研究表明，该技术除了改变膜电位的极性外，还可以调节突触微环境，如改变NMDA受体或GABA的活性，从而起到调节突触可塑性的作用。其后效应机制类似于突触的长时程易化，动物实验发现以阳极刺激作用于运动皮层可观察到突触后兴奋性电位的持续增加。

tDCS技术已逐步成熟，安全性较高，迄今尚无tDCS或MCS诱发癫痫的报道。磁共振成像观察tDCS刺激后的大脑也未发现脑组织水肿、血脑屏障失衡及脑组织结构改变等现象。迄今tDCS已被应用于各种中枢性疼痛和神经病理性疼痛的治疗，相对于各种破坏性止痛手术而言，其具有可逆、可调节和微创等优势。在难治性三叉神经痛的治疗上，药物的作用往往不明显而且副反应较多，患者长期服用耐受性较差。而外科手术治疗包括微血管减压术、立体定向放疗术和经皮神经切断术等方法的成功率偏低、手术适应证较窄。因此，MCS对三叉神经痛的应用也逐步显示出其优势。Hagenacker等通过临床观察研究发现，经过2周的治疗，tDCS能明显减轻三叉神经痛的疼痛强度，但对于发作频率的减少并不显著。研究者认为三叉神经痛可能同时存在外周和中枢的疼痛机制，而发作频率更多依赖外周机制。比如，血管神经接触诱发，因此单纯运动皮层电刺激并不能达到完全的调控。但该技术结合外周调控可能是难治性三叉神经痛的一种有效治疗方案。

此外，该技术也被应用于脑卒中和难治性癫痫、纤维肌痛、脊髓损伤修复等治疗，但对其确切效果的观点不一，也缺乏大规模的临床研究。也有研究认为tDCS对健康人群和脑卒中患者的认知提高具有积极作用，包括语言加工、记忆力、空间辨别能力等。但到目前为止，tDCS尚未作为一项常规的康复治疗技术应用。

第六节　神经肌肉电刺激技术

神经肌肉电刺激技术（neuromuscular electrical stimulation，NMES）是近年来在偏瘫康复治疗中应用较广泛的方法之一。该疗法是在治疗时将具有特定强度的低频脉冲电流，通过预先设定好的程序来刺激一组或多组肌肉，引起肌肉收缩，从而产生相应的关节活动，或者模拟正常的自主运动，以达到改善或恢复被刺激肌肉或肌群功能的目的。

肢体偏瘫和吞咽障碍是脑卒中患者最常见的并发症，卒中后偏瘫患者主要表现为偏侧肢体活动障碍，肌肉挛缩伴肌张力增高，从而影响日常行动能力。而卒中后吞咽障碍的患者主要表现为吞咽启动困难、口咽部肌肉无力致食物推进障碍、咽反射延迟及与吞咽有关的肌肉运动协调性降低等。通过对这类患者肢体肌群、吞咽肌群的局部低频电刺激，可引起局部肌肉反射性收缩，有效促进肌肉功能的恢复。国内一项临床研究共纳入了135例吞咽障碍患者并随机分为三组：一组为传统吞咽治疗，二组为神经肌肉电刺激治疗，三组为联合治疗（吞咽治疗加电刺激）。与其他两组相比，联合治疗组的被试者在表面肌电图（sEMG）值、标准吞咽测试（SSA）成绩、口腔期时间和咽期时间等指标均得到了显著改善。

面瘫也是较为常见的周围性神经损伤，在药物治疗的基础上，结合面部穴位的低频电刺激，可起到镇痛和改善局部血液循环的作用，促进瘫痪的面部肌肉功能的恢复。此外，神经肌肉电刺激治疗腓神经损伤能有效提高踝背伸肌力和改善踝关节主动背伸，该方法还可以用于治疗脑瘫儿童的吞咽功能与训练语言障碍。

第七节　其他神经电刺激技术

周围神经电刺激技术（peripheral nerve stimulation, PNS）常被用于各类疼痛的治疗，尤其是原发性头痛。PNS产生镇痛作用的机制主要包括：①通过兴奋粗纤维关闭疼痛传入闸门；②激活脑内的内源性吗啡多肽能神经元引起多肽释放而产生镇痛效果；③增加局部血液循环促进局部疼痛物质转移从而起到一定的镇痛作用。PNS中应用最为广泛的是枕大神经电刺激术，已被广泛用于枕神经痛、偏头痛、丛集性头痛及背部疼痛等治疗。常规的刺激频率为3～130 Hz、脉冲宽度为90～450 ms、波幅为0.1～

10.0 V，主要的并发症包括感染、局部出血、神经损伤、电极位置错误或移位、刺激器腐蚀或失联结等，而大部分并发症都很轻微且极少需要住院处理。

正中神经电刺激（median nerve electrical stimulation，MNS）是将盘状电极置于双侧腕关节掌面近端10 cm正中神经点处的一种刺激方法，主要用于各种昏迷促醒的治疗。MNS因具有非创伤性、无并发症、易操作和费用低廉等优点而应用广泛。日本学者Yokoyama等于1996年首次报道MNS治疗昏迷患者，之后MNS不仅应用于持续植物状态患者的促觉醒，还可用于促进早期和中期阿尔茨海默病患者的认知功能恢复。

此外，神经可塑性在脑卒中后偏瘫患者的运动功能恢复中起主要作用。无创性的经颅直流电刺激和重复性经颅磁刺激有助于神经可塑性的出现，但是其无法直接刺激运动皮层。硬膜外电刺激等能直接作用于运动皮层，美国芝加哥康复中心的Harvey博士等通过临床研究发现，实验组的受试者在康复治疗的过程中同时接受硬膜外电刺激治疗，第24周时的评估结果提示继续保持或达到主要终点事件的患者比例在实验组中达到39%，而在对照组中则为15%。研究中观察到的副作用事件包括头痛、疼痛、水肿和感染，这些主要与电极植入或麻醉相关。

神经电刺激技术是集神经生理、神经解剖、神经网络、计算机、生物工程、电子工程、心理学以及临床实践等多个领域共同完成，其治疗神经系统疾病的疗效在临床上也逐步得到了认可。我国神经电刺激技术正迅速发展，硬件国产化、多学科交流合作、规范化的诊疗常规共识以及长期随访效果将是实现神经电刺激术的治疗神经系统疾病重要价值的关键因素。但关于各种神经电刺激临床应用的确切作用机制尚不清楚，最佳刺激模式、参数的设置尚不统一，且目前关于上述电刺激技术在神经疾病临床治疗研究中的报道数量仍较少，缺乏大规模随机对照试验，结局指标、随访周期不一致，故今后仍有待开展大样本量、实验设计更完善的临床研究，来进一步验证电刺激疗法在神经系统疾病中的治疗效果与真正价值。

（陈艺，陈春友，彭国平）